高血圧とスポーツ
運動療法による高血圧の改善

Wilfried Kindermann, Richard Rost 著
Hypertonie
und Sport

監修　荒川　規矩男　福岡大学名誉教授
　　　大堀　　克巳　北海道循環器病院院長
監訳　荒川　規矩男
　　　大堀　　克巳
　　　進藤　　宗洋
　　　川初　　清典

訳者

浦田	秀則	福岡大学医学部循環器科講師
小栗	誼人	藤田保健衛生大学医学部健康科学助教授
加藤	満	北海道浅井学園大学短期大学部教授
金田	安正	リハビリテーションスポーツ研究所所長
川初	清典	北海道大学体育指導センター助教授
木下	昭生	大分明野中央病院院長
清永	明	福岡大学スポーツ科学部教授
久保	晃信	上海体育学院客員講師
蔵満	保幸	札幌国際大学助教授
Gerald Köblinger		Parkhotel Klinik in Bad Griesbach, medical second chief
古賀	学	福岡大学医学部内科学第二
古賀	佳子	
進藤	宗洋	福岡大学スポーツ科学部教授
侘美	靖	北海道文教短期大学助教授
田中	守	福岡大学スポーツ科学部教授
田中	宏暁	福岡大学スポーツ科学部教授
長瀬	整司	ドイツ体操研究所所長
長瀬	福子	ナガセ・ジャズダンス研究所
牧田	茂	埼玉医科大学リハビリテーション科講師
向野	義人	福岡大学スポーツ科学部教授
村岡	卓哉	北海道循環器病院理学療法科科長
山内	美代子	福岡大学スポーツ科学部
渡部	成江	札幌市立高等専門学校講師

Informationstechnik und methodisch-didaktisches Konzept:
Institut Mensch und Arbeit, Robert Pfützner GmbH, München
©1991 Hoechst Aktiengesellschaft

Redaktion:
Dr. Hildegard Hausmann, München
Dr. Ernest Feingold, Frankfurt am Main

Fotos:
Winfried Becker,
Ferdi Hartung,
Detlef Schumacher,
Mathias Wosczyna

Mit Ozasol-Offset-Druckplatten
der Hoechst-AG gedruckt

監訳者序文

　本書はProf. Dr. med. Wilfried KindermannとProf.Dr.med.Richard Rostの共著"Hypertonie und Sport"の翻訳書"高血圧者のための優れたスポーツと運動療法の成書"です。

　本書をわれわれ監訳者は単なる翻訳書に留めてはいません。といいますのは，原本の卓抜した下記内容を存分に生かしたうえで，本書の監修者の荒川規矩男前国際高血圧学会会長が編纂作業と邦語への監訳作業に従事した1999年改訂版「世界保健機関／国際高血圧学会（WHO/ISH）の軽症高血圧委員会の治療指針」に沿って，原本の翻訳に加筆訂正して新しい息吹を加えているからです。したがって，本書は医家や実地指導者に役立つ優れた高血圧治療の座右の適書であると考えます。

　また，医師と健康運動指導者との連携を推進し，生活習慣病の原因療法として最重要な運動療法を推進するために定められた厚生労働省関係の医療法第42条施設等運動療法施設はもちろんのこと，健康増進施設，保健センター，総合福祉センターなどの運動指導者にも必読の書物であります。

　原本（以下，本書）には，1970年代までだからこそ測定ができたレントゲン線照射による心臓画像や，西ドイツだからこそできた酸素ボンベを使ったダイビング（外部環境からの圧力負荷時の生理反応），パワーリフティング（怒責や発揮筋力の筋張力による高い血管抵抗を伴う運動時の生理反応）等運動実施中の血圧などの生理的反応に特徴的反応を示すスポーツ種目を，継続している患者のみならず選手や一般健常者を対象に得られた動脈および中心静脈，末梢静脈カテーテル挿管による血圧のなま波形記録（本書は著者と出版社のご好意で原版を印刷しました）などの今日ならば得難い医科学的に貴重な研究資料やそれらを集積解析した研究成果が全ページを満たし，まさに全ページが貴重な宝の山です。

　それを可能にした理由には，著者らの卓抜した個人的な資質はいうまでもありませんが，次のようなことが上げられます。合理的な経済観念がしみ込んだ豊かな生活を背景に，国民スポーツとスポーツ医学を発祥させ，その伝統を遺憾なく発揮・継承した国民たちだからこそ早期に達し得た高い水準のスポーツ医学の学術内容があったこと。また，25年前すでに週休2日制と国内どこにでも短時間でアクセスできる網の目の高速道路，インターチェンジに隣接した広大な森の中の駐車場やクラブハウスを付帯した総合スポーツ施設，乗馬やサイクリングロード，リュックを背負い家族や仲間と散策を楽しめる全国にベルト状で連なる森や芝で覆われたスポーツサイト，広大な露天掘りの炭坑跡地を法的義務として企業が課せられ造成した湖水と植樹された堰堤などでボートセーリングや日光浴，スポーツライフをエンジョイしている多数の国民，プロスポーツは勿論，実施するスポーツが選手や学校における青少年だけのものではなく広い年齢層の国民生活に浸透していたことが上げられます。

したがって，本書は西ドイツ国民挙げての世界への貴重なプレゼントであるといえます。
　本書には五つの優れた特徴があります。
　第1番目に上げなければならないことは，スポーツの分類手法の素晴らしさです。血圧は心拍出量と末梢血管抵抗によって規定されるところから，(1)心拍出量への影響因子である運動強度の分類を，最大持続運動時間（へばるまで行なったらどれぐらいの時間続けられるのか）と，(2)末梢血管抵抗に大きな影響を与える筋収縮様式のアイソメトリックや怒責の介入時間の程度によって行なっています。これは運動への血圧反応面における急性適応の違いからスポーツを分類していることになります。
　そして，著者たちが選んだ特徴的血圧反応を呈する運動を，動脈および中心静脈，末梢静脈にカテーテルを挿管した被検者が施行し，脈圧波形を記録しています。血圧に影響を与える作業筋内の血管の圧縮状態，怒責（ヴァルサルヴァ効果）を伴う循環反応，自律神経系反応などに基づいて解説をした後に，水中運動をはじめ，種々の運動をしている時あるいはスポーツを観戦している時の血圧を測定・図示した血圧の原波形に基づいた循環反応の簡にして要を得た医学的解説をしていることです。読者諸賢に尽きることのない治療や研究のアイデアや本書の活用法が浮かびあがってくることを期待します。
　医家がこの貴重なデータを，患者に解説することによって，「運動と血圧反応」についての患者の本質的な理解を高めた上で，実地に日本製の精度の高い自動血圧計を使って患者自身が安静時血圧値を測定・記録する方法を指導することによって，さらには加えて健康運動指導士やTHPインストラクター等の高度の訓練を受けた指導者が指導しているスポーツやヘルスクラブで測定された運動実施履歴や体力データとの交流の中から，患者自身が身体活動や食べ物，あるいは体重と日々の自分自身の血圧の推移を示すデータの関係から，自分自身の日常生活活動やスポーツを血圧反応の面から自分自身を評価・点検・理解でき，有効な高血圧運動療法を実践し，固着度を高めることができるようになると考えます。
　このような証拠に基づいた基礎的な医科学的理解をすすめ，運動療法としての必要要件を明快に説明している本書は比類なき良書です。
　第2番目の特徴は，筋収縮様式や運動強度に対する呼吸・循環・代謝系の特徴的な急性反応の分析に立って，沢山のスポーツ愛好者に認められるトレーニング効果すなわち慢性適応を観察した上で，行なわれている運動分類と解説にあります。
　特に心臓が血液を大動脈に向かって拍出する際に，心筋への抵抗は胸腔内の圧や骨格筋の筋収縮に伴う筋内圧による末梢血管抵抗の有無，反対に末梢血管が開いて多くの血液を受け入れる状態になっており（末梢

血管抵抗が無く），しかも筋収縮と弛緩のリズミックな反復による筋ポンプ作用や深い呼吸に伴う筋や腹腔から胸腔への静脈帰還血の増大を伴う運動スポーツとでは，心筋の厚みや心臓の容量に異なる慢性適応を誘発していることを考えさせてくれます。スポーツ心臓の章については古くはレントゲン画像，1970年からは超音波画像分析から得られた貴重な研究成果が紹介され，その内容は将に圧巻です。

　第3番目はそれらを踏まえて，巻末に掲載されている1960年代後半から西ドイツ体育協会の提唱するsports for all（みんなのスポーツ：トリム運動と呼ばれた）運動を基礎とし，いま日本でいう生活習慣病と慢性疾患の治療・予防や根絶を目指した西ドイツ政府のゴールデンプランの一環として実践を奨励した普及型のスポーツ種目やニュー・スポーツ種目など多くのスポーツ活動を，高血圧運動療法あるいは高血圧者の運動の視点から種目毎に利用に適応不適応の別や適応する際の危機管理面からの有益なアドバイスをしています。このようなスポーツ理解は，スポーツ活動中の不慮の事故防止に役立つ筈です。その生涯スポーツ先進国において花開いた自由なみんなのスポーツの視点と実践的な知見からの運動療法としての取り上げ方や諸注意は，わが国の医師やスポーツ医学，スポーツ科学，栄養学等の研究者，専門の学生，健康づくりに携わる指導者，総合スポーツ施設などのスポーツ指導者に運動実践指導の安全面からのアドバイスに必携の書となることと考えています。

　なお，わが国は特徴的な人口構造が原因で，2006年に1946年生まれの団塊の世代第一期が年金受給世代に入り，新しく年金納付世代になる20歳人口を約35％上回り，現役世代への社会保障費負担が重みを増しはじめます。そして，2010年までに高齢化率で北欧を抜き，2020年には世界一の少子超高齢社会になり，2050年まで厳しい超高齢化が続きます。

　国は健康日本21をはじめとする健康づくり対策の一層の推進のため，目標の設定・評価，情報の提供，生涯を通じた保健事業の一体的推進支援のための基盤整備等に関する健康増進法（仮称）作成を急ぎ，持続可能な成長を期す社会構造の基盤整備を創造していかなければなりません。

　国民は自ら健康増進に努め，国，公共地方団体，企業等はその努力を支援する責務が生じます。

　文部科学省関係の市町村スポーツセンターや生涯スポーツの拠点として設置が急がれている総合型地域スポーツクラブの運動指導者が幅広い健康度や年齢の住民を対象にスポーツ活動推進役として期待されています。そのような施設の指導者にはスポーツ適性の判断や安全面の入口を持つスポーツ医学書として，また，スポーツドクターとの連携推進媒体として本書が役立つと考えます。

　第4番目は，第1番目にあげた世界でも他に比類のないこのような実験データが1970年代に西ドイツでとれた理由が，当時の西ドイツの国

民生活事情にあって，それと現在のわが国がこのようなデータを必要としている状況とが酷似していることを紹介いたします。それは，1970年代初めに体育大学をスポーツ大学に改称した西ドイツ政府とスポーツ界との関係や，ドイツにおける国立スポーツ大学の特性と関係していると思います。

　学生の主な就職先であった学校が週休2日になり，体育科目の授業も減りました。そのために，卒業の要件として2教科の教員免許が必要になった教員志望のスポーツ大学の学生達は他専門教科の免許を取りに他大学にも通っていました。西ドイツの大学には課外教育活動としてのスポーツクラブは存在せず，スポーツの技術者や指導者としての応用的実地訓練は居住地や商業地域に隣接して走るグリーンベルトに位置する伝統のある専門的指導体系を備えている地域の単一あるいは総合的スポーツ種目のクラブハウスを含むスポーツ施設で行なっていました。スポーツが国民生活にここまで浸透した理由はドイツの歴史をさかのぼって理解する必要があります。体操の父と呼ばれ国民的英雄として尊敬されているヤーンとその仲間達は，器械体操による青少年の心身の鍛錬を掲げ，全国や州体操協会を結成し地域体操クラブで体操指導者による指導を普及しました。当時のこの体操を中心とする国民の鍛錬強化は大きな社会運動の役割を果たしました。同時に，それを先導した体育協会は政治勢力としても大きな力を持ちました。このような国情だからこそ達成できた学校教育やその指導者養成制度，地域の体育スポーツ制度等総合的計画的無駄の省かれたトリム運動によるスポーツの国民生活への浸透でした。疾患者も自由に自分の好きなスポーツを実施している状況にあって，スポーツ指導者必需の書として本書は書かれています。

　もう一つ見逃せない西ドイツが持っていた特徴的な事情から，スポーツ医学の先進国でもあった西ドイツならではの医学とスポーツ学の特殊な関係が第5番目の本書の特徴に挙げられます。

　著者の一人故 Prof. Dr. med. Richard Ernst Rostが主宰していたスポーツ医学研究所等を所有するケルンスポーツ大学には，故Caal Diem学長（医学博士）と初（先）代教授であった元国際スポーツ医学会会長Wildor Hollmannらは医学，工学，音楽，舞踊等の専門領域がスポーツに深く浸透した特徴的な研究所を包含させ，高度の研究教育と実践指導者の育成を目指しました。その成果から，それぞれに学校体育教師養成を超えた地域にしっかりと結びついたスポーツによる医療等の専門的職業活動と新しいスポーツ領域開拓に向かった実務的専門的研究と教育活動がしっかりと根付いています。

　Dr. Rostが主宰した心筋梗塞患者のリハビリテーションスポーツ指導を特徴とするスポーツ医学研究所は，スポーツ大学の学生の教育・研究の場であり，かつ健康保険適応の外来診療所でもありました。夕方にはおおぜいの患者を対象とした心筋梗塞スポーツリハビリテーションスポ

ーツ教室が開催されていました。1975年頃はDr. HollmannをはじめDr. Rostら6名の内科医の教員が当番を決め危機管理をし，体育教員のLagerschtromが卒論研究学生を補助員に使い心筋梗塞患者のリハビリテーションスポーツを指導し，患者には勿論のこと学生の人気も集めていました。準備運動のウォーキングやジョギング後の脈拍数から運動中に脈拍数を1分間130拍になるように運動強度を自己調整できるように指導していました。その後にバレーボールをはじめスポーツをしていました。医師は緊急状態に備え待機していました。待機中のDr. RostとDr. Hollmann，Dr. Hollmannと私が卓球をしたことがあります。Dr. RostがDr. Hollmannに激しくドライブのかかった攻撃的な卓球で挑んでいき，Dr. Hollmannがカットを多用する幅広い守備型の戦法で応じていました。

　ドイツはスポーツが普及し，週末には多くの国民がスポーツを楽しむ。お風呂の椅子みたいなのを両手で抱えて家の前を歩いて地域のグラウンドかスタジアムに行く子どもたちの浮き浮きした様子を思い出します。

　ここで，著者とその専門領域について紹介します。

　著者の前者Prof. Dr. med. Wilfried Kindermannは，ヘルシンキオリンピックで5,000，10,000メートル，マラソンで世界新記録で優勝し世界中をびっくりさせたザトペック選手のトレーニング方法として世界に知れ渡ったインターバルトレーニングを医科学的に支えFreiburg方式を提唱したProf. Dr. med. H. RoskammとProf. Dr. med. H. Reindellの後継者です。このインターバルトレーニングにはDr. Hollmannが1960年代始めに心臓のレントゲン画像を根拠に心臓機能へは間断なく継続的な最大強度の負荷をかけながらも，骨格筋における乳酸の生成と消却速度のバランス関係から作成された短い乳酸生成期（心拍数160～180拍／分）とその消却期すなわち回復期（心拍数120～130拍／分）の強と弱の運動期を交互に配置した全身持久力強化のトレーニング法であることが証明されました。スポーツ医学が競技スポーツに科学的根拠を与えた成功例の先駆けです。スポーツの分類を最大持続運動時間を用いて行なうことが，動員されるエネルギー基質と，無酸素性と有酸素性エネルギー動員過程の占める割合を的確に示すことを概念図にまとめたDr. Keulの骨格筋のエネルギー代謝面の考えをさらに発展させ，本書に展開しています。Dr. Keulの骨格筋の安静，運動，回復期の代謝に関する総括的な生化学的知見はアメリカスポーツ医科学会のメンバーにも受け継がれ，トレーニング医科学の基礎になっているように承知しています。

　著者の後者Prof. Dr. med. Richard Rostは，Prof. Dr. med. W. Hollmannの後継者です。

　Prof. Dr. med. W. Hollmannは，Prof. Dr. med. T. Hettinger がその師Dr. E. A. Meulleと有名な骨格筋増強のためのアイソメトリック筋力トレーニング処方の理論（運動強度，運動時間，週当たりの運動時間，筋

収縮様式）を明確にした後に，アイソメトリック筋収縮の静的運動に対して，動的な運動を共同研究で概念化し，中枢循環に与える影響の有無から全身運動と局所運動に区別して，運動の条件を筋収縮様式を明確に区別した上で，随意的最大筋力を規準にして発揮筋力を相対値で表現しました．体力の概念を明確にした功績と心筋梗塞リハビリテーションおよびマラソンには心拍数130拍／分の運動強度が至適として1970年代始めに画期的な高齢者マラソンの世界的なブームの理論を支え，他方では心筋梗塞の運動療法の実践と，それらの実証データに基づいて予防医学の必要性と方法を提唱したスポーツ医学界の巨星です．

　Prof. Dr. med. Richard Rostは末梢血管抵抗の面から両運動様式を区別する必要を明確にしたことが分かります．

　世界を先導していたヨーロッパのスポーツ医学の屋台骨が両著者の師匠であり，それを継承発展させた両著者の持ち味を生かした共著が本書です．

　著者の一人Prof. Dr. med. Richard Rostは1998年12月26日に残念ながら癌で帰らぬ人になりました．享年58歳（1940年4月2日生まれ）でした．天界で安らかにおわせることを祈念してやみません．

　最後に本書出版に大変なご努力とご協力を頂きました翻訳者の皆様，ご支援とご辛抱をして頂きました杏林書院社長太田博氏，図版の使用を快諾して頂きました原書出版社にお礼を申し上げます．

　2002年2月13日

川初　清典
進藤　宗洋

1. 血圧と運動　　進藤　宗洋　　　　　　　　　　　　　　　　　　1

2. 高血圧治療としての一般療法（非薬物療法）の意義　　清永　明・古賀　学　2
　危険因子としての高血圧　2
　薬物療法と一般療法の比較検討　2
　高血圧治療における一般療法の意義　4
　一般療法の中で身体活動とスポーツの意義　5

3. 高血圧の分類と診断──運動負荷試験の評価　　清永　明・古賀　学　6
　正常血圧　6
　分類　6
　　原因　6
　　血圧値　6
　　重症度　6
　　診断方法　6
　　病歴　6
　　身体的検査　7
　　臨床検査　7
　　安静時心電図　8
　　エルゴメーター（定量的運動測定法）　8
　　心エコー　8
　　胸部レントゲン撮影　8
　　24時間（長時間）心電図　8
　　心筋シンチグラフィー　8
　　冠動脈造影　8
　運動負荷試験の評価　9
　　身体的トレーニングの適応　9
　　身体的トレーニングの禁忌　9

4. 身体活動，スポーツと運動療法　　村岡　卓哉　　　　　　　　　　10
　運動の分類　10
　　健康運動　10
　　市民スポーツ（余暇スポーツ）　11
　　競技スポーツ　11
　　一流の競技スポーツ　11
　運動時間と強度　11
　　超最大身体作業　12
　　　非乳酸性─無酸素性運動強度　12
　　　乳酸性─無酸素性運動強度　12
　　　無酸素性運動強度による血圧の上昇　13
　　最大身体作業　13

最大下身体作業　13
　　　　無酸素性作業閾値　14
　　　　乳酸検査　14
　　　　持久性トレーニング　15
　　　　心臓血管系と代謝系の特性　15
　筋収縮の基本様式　17
　非身体的スポーツ種目　17

5. 身体運動時の循環反応　　田中　宏暁　　　18

　ダイナミックな運動時の循環反応　18
　　酸素運搬能力　18
　　心拍出量　18
　　一回拍出量と心拍数　19
　　血圧　20
　アイソメトリック運動（筋力負荷）時の循環反応　21
　　最大下筋力負荷　21
　　最大筋力負荷　22
　　　心拍出量，心拍数，一回拍出量　22
　　　血圧　22
　　　危険　22
　静的運動負荷と動的運動負荷が混合された運動負荷時の循環反応　24
　体外圧の影響　24
　血圧動態に影響する心理ファクター　26

6. 心臓血管および代謝への効果的な身体活動　　　28

心臓循環系の適応　　渡部　成江　　　28

　機能的適応　28
　　血圧　28
　　　拡張末期容積の増加　29
　　　後負荷の低下　29
　　　収縮力の低下　29
　　心筋の酸素消費　29
　形態的適応　30
　　スポーツ心臓　30
　　　スポーツ心臓の判断基準　30
　　　心容積　30
　　　スポーツ心臓の働き　30
　　　スポーツ心臓の心電図　31
　　スポーツマンにおける拡大心の鑑別診断　32
　　　スポーツ歴　32
　　　Ｘ線診断　34
　　　心エコー図　34
　　　境界値　34

骨格筋の適応　　加藤　満　　　　　　　　　　　　　　　　　　　　　　　36
　　機能的適応　36
　　形態的適応　36
　　筋線維タイプ　36
　　乳酸の動態　36
　　炭水化物代謝　36
　　脂質代謝　38
　　止血　38
　　身体活動量の意義と疫学的研究　40
　　トレーニング効果の獲得　40

7. 高血圧に対する身体活動の治療効果　　木下　昭生　　　　　　42
　　高血圧に対する身体活動の間接的効果　42
　　　1. 肥満の体重減少　42
　　　2. 発汗による塩分喪失　42
　　　3. 交感神経と副交感神経のバランスの偏位　42
　　　4. リスクファクターの減少による動脈硬化の危険性の除去　42
　　　5. コンプライアンスの改善　43
　　身体運動の降圧に対する有効性についての科学的研究　43
　　　疫学的研究　44
　　　　横断的調査　44
　　　　追跡的縦断的研究　44
　　　　介入研究　46
　　運動療法による降圧機序の解明　48
　　　1. 血行動態への直接的効果　48
　　　2. 交感神経—副腎系の影響　49
　　　3. インスリンの効果　49
　　　4. 高血圧患者の血管収縮物質による血管反応性亢進の改善　49
　　　5. 圧受容体への影響　49
　　　6. 腎機能への影響　49

8. スポーツにおける高血圧患者の健康上の危険　　蔵満　保幸　　50
　　スポーツで発生する非外傷性心臓死の頻度　50
　　スポーツ時の死因　51
　　　スポーツで起こる心臓突然死と危険因子としての高血圧　52
　　　その他の危険因子　53
　　高血圧患者にとって特に危険なスポーツ種目　54
　　スポーツ外傷と運動過負荷による障害　55
　　　スポーツ外傷の発生　55
　　スポーツ外傷や運動過負荷障害を避けるために　56
　　　　個人に適したスポーツ種目の選択　56
　　　　スポーツ実施時の留意　56

9. 高血圧とスポーツ種目の適否　　長瀬　整司・長瀬　福子　　58

　高血圧患者に実施するスポーツ種目の一般的な評価基準　58
　　循環系への効果　58
　　その他の危険因子　59
　　運動の基本的特性の改善　59
　　心理的要因　59
　スポーツを実施する高血圧患者の個別指導　60
　　効果的な運動負荷の評価　60
　　個々の運動負荷耐容能の評価　61

10. 運動負荷試験　　牧田　茂　　62

　高血圧患者に対する運動負荷試験の適応と禁忌　62
　　適応　62
　　禁忌　62
　運動負荷試験の方法　63
　　必要機器とその整備　63
　　運動負荷プロトコール（負荷方法）　64
　　　WHO方式　64
　　　BAL方式　64
　　運動負荷中止基準　65
　運動負荷試験前の服用薬中止　66
　血圧動態の評価　66
　　正常値　66
　　運動負荷時における収縮期血圧の正常値　68
　　運動負荷時における拡張期血圧の正常値　69
　　臥位エルゴメーター運動負荷検査における血圧動態　69
　　運動負荷試験後の血圧動態　70
　運動負荷時の血圧の臨床的な評価　70
　　予後一診断の意義　70
　　　後に高血圧へ進行する運動性高血圧　71
　　運動性高血圧のあるスポーツ愛好家への助言　72
　　他の心疾患の運動負荷時血圧の予後の意義　72
　運動負荷心電図　73
　パフォーマンスと運動耐容能の評価　74
　　最大運動能力　74
　　最大下運動能力　75
　　脈拍に影響を及ぼす薬物治療下の運動能力の評価　76
　トレーニングの指導　78

11. 降圧薬とスポーツの関係　　浦田　秀則・Gerald Köblinger　　80

高血圧に対する薬物療法　80

βブロッカー　81
作用機序　81
治療効果　81
運動能力　81
　超最大運動負荷および最大運動負荷時の運動能力　81
　最大下運動負荷時の運動能力　82
　　持久性スポーツの場合は運動能力がかなり制限される　82
　　代謝に対する影響　82
　　ホルモンの変化　84
　　血清カリウムの変化　85
　　内因性交感神経亢進作用（ISA）は重要ではない　85
　　循環と筋肉運動に関連の少ない種目　85
　βブロッカー内服時のトレーニング効果　86

カルシウム拮抗薬　88
作用機序　88
分類　88
治療効果　88
運動能力　89
　超最大運動負荷および最大運動負荷時の運動能力　89
　最大下運動負荷時の運動能力　89
　　脈拍数の変化　90
　　影響のでない代謝　90
　　不変化のホルモン動態　91
　　不変化の運動能力と負荷パラメーター　91
　　骨格筋の能力は低下しない　91
　　臓器と無関係のスポーツにおける運動能力　92
カルシウム拮抗薬とトレーニング効果　92

利尿薬　94
作用機序　94
分類　94
運動能力，負荷時の血圧と心肥大への影響　94

ACE阻害薬　95
作用機序　95
運動能力，負荷時の血圧および心肥大への影響　95

他の降圧薬　95

併用療法　　　　　　　　　　　　　　　　　　　　　　　　　　96
カルシウム拮抗薬とβブロッカーとの併用　96
カルシウム拮抗薬と利尿薬の併用　96
その他の降圧薬の併用　96
カルシウム拮抗薬とACE阻害薬の併用　96
　3薬の併用　96

降圧薬服用時の運動量　　　　　　　　　　　　　　　　　　　　98
心拍数　98
乳酸　98
主観的運動強度と呼吸　98

12. 高血圧と競技スポーツ　　金田　安正・小栗　誼人　　100
高血圧の人の競技スポーツ　100
競技スポーツを行なうための判断　101
　持久的競技スポーツ　101
　筋力的競技スポーツ　101
競技スポーツ選手の薬物療法　102
　持久的スポーツ選手の治療　102
　筋力的スポーツ選手の治療　102
降圧薬とドーピング　102
　βブロッカー　102
　利尿薬　102
　ドイツスポーツバッジテスト―運動能力バッジテスト　103

13. 栄養　　　　　　　　　　　　　　　　　　　　　　　　　　104
高血圧患者のための栄養指針　　牧田　茂　　　　　　　　　104
体重　104
栄養の組成　104
　炭水化物　104
　脂肪　104
　タンパク質　104
　食塩　104
　カリウムとマグネシウム　105
　水分とアルコール　106

スポーツ活動をする高血圧患者のための栄養指針　　牧田　茂　　107
市民スポーツと健康運動　107
競技スポーツ　107
　エネルギー消費量　107
　栄養のバランス　108
　　炭水化物およびタンパク質　108
　　ビタミン　108

  ミネラルと微量元素　108

スポーツによる減量　　侘美　靖　　109
トリム運動とエネルギーバランス　109
  運動代謝の増加　109
  回復時における基礎代謝量の増加　110
  熱産生の増加　110
スポーツと低カロリー・ダイエット　110
体脂肪率に影響する他のメカニズム　110
  カフェイン　110
  インスリン　110

14. 複数のリスクファクターや合併症を持っている高血圧患者の身体活動
　　　　　　　　　　　　　　　　　　　　　　　　久保　晃信・山内美代子　112

喫煙　112
肥満　113
脂質代謝の異常　114
高尿酸血症　114
糖尿病　114
動脈硬化症の二次的な影響　116
  冠動脈硬化性心疾患　116
  脳動脈硬化症と脳卒中　117
  動脈閉塞　117
腎臓疾患　117

15. 日常診療についてのアドバイス　　向野　義人　　118

運動をしている高血圧患者の検査　118
  病歴　118
  身体の検査　118
  心電図　118
  生化学検査　118
  胸部レントゲン検査　118
  心エコー　118
  運動負荷検査　119
  長時間心電図　119
  長時間血圧測定　119
  心筋シンチグラフィー　119
  冠状動脈造影　119
非薬物療法　120
  食事　120
  スポーツ　120
  他のリスクファクターに対する注意　120
薬物治療　120

βブロッカー　120
　　カルシウム拮抗薬　120
　　利尿薬　120
　　ACE阻害薬　121
　高血圧以外のリスクファクターと他の疾患がある場合　121
　　喫煙　121
　　肥満　121
　　脂肪代謝異常　121
　　糖尿病　121
　　動脈硬化症による合併症　121
　　筋骨格系の異常　121

16. 高血圧患者のためのスポーツ事典　　田中　守・古賀　佳子　　　　122

1.アイススケート（スピードスケート, スケート短距離走, フィギュアスケート）, 2.アイスホッケー, 3.アルペンスキー, 4.鞍馬, 5.インディアカ, 6.ウォーキング, 7.エアロビクス, 8.円盤投げ, 9.オートレース, 10.オリエンテーリング, 11.カーリング, 12.格闘技, 13.カヌー, 14.カヤック, 15.空手, 16.競走・競歩, 17.筋力系スポーツ, 18.クロスカントリー, 19.ゴルフ, 20.サークルトレーニング, 21.サーフィン, 22.サウナ, 23.サッカー, 24.寒さの中で行なうスポーツ, 25.三段跳び, 26.持久性スポーツ, 27.持久走, 28.自転車こぎ/自転車を使ったスポーツ, 29.射撃, 30.柔道, 31.重量挙げ, 32.乗馬, 33.ジョギング, 34.シングルでボールを打ち返す競技, 35.水泳, 36.水球, 37.水中ラグビー, 38.スカイダイビング, 39.スカッシュ, 40.スキー（アルペンスキー, スキー体操, スキーの長距離走, スキージャンプ）, 41.スプリント, 42.そり・リュージュ, 43.体操, 44.体操（器械体操）, 45.ダイビング, 46.高さを伴うスポーツ, 47.高飛び込み, 48.卓球, 49.ダンス/競技ダンス, 50.団体競技, 51.団体競技でボールを打ち返すスポーツ, 52.長距離走, 53.跳躍種目, 54.テコンドー, 55.テニス, 56.投てき種目, 57.登山, 58.ドッヂボール, 59.トライアスロン, 60.トレッキング, 61.ノルディックスキー, 62.ハイキング, 63.走り高跳び, 64.バスケットボール, 65.バドミントン, 66.羽根突き, 67.幅跳び, 68.パラグライダー, 69.バレエ, 70.バレーボール, 71.ハンドボール, 72.ハンマー投げ, 73.飛行スポーツ, 74.ビリヤード, 75.フィッシング, 76.フィットネストレーニング, 77.フェンシング, 78.砲丸投げ, 79.ボウリング, 80.ボート, 81.ボールを打ち返すスポーツ, 82.ボールを使うスポーツ, 83.棒高跳び, 84.ボクシング, 85.ホッケー, 86.ボディビル, 87.ボブスレー, 88.マラソン, 89.モータースポーツ, 90.モーター付き飛行機を使った種目, 91.やり投げ, 92.ヨガ, 93.ヨット, 94.ラグビー, 95.陸上競技, 96.レスリング

参考文献　　　　　　　　　　　　　　　　　　　　　　　　　　　　　　　　　　　134

1. 血圧と運動

　高血圧は，致死的疾患（心筋梗塞や脳卒中など）の最も重要視すべきリスクファクターで"殺人の第一人者"とも呼ばれている。それに要する莫大な費用を節減するために，医師は高血圧治療の際に薬物療法だけでなく適切な非薬物療法（ライフスタイル）を推奨して，高血圧に付随する合併症を予防しなければならない。

　非薬物療法の中で，スポーツは特別な意味を持っている。なぜならば，スポーツは患者のクオリティ・オブ・ライフを制限するどころか，かえって，改善する唯一のものであることを医師は忠告できるからである。医師が診療に非薬物療法を適用する際によく質問されるのは，高血圧の患者が運動，例えばジョギングなどをどの程度までしてよいのかということである。また高血圧に対する危険度の面から，運動強度があまり適当でないスポーツ，例えばテニスやボディビルなどをどの程度までなら行なってよいのかという質問である。これらの質問に対して回答するには，各種スポーツの専門的知識が必要である。しかし，たいていの場合医師はそれらの知識を持ち合わせていない。この本は，運動療法すなわち複数の専門領域にまたがる"医療チームにおける医師のパートナー"であるスポーツの高度の指導者のためにも書かれている。

　医療に役立つスポーツの質問への答えは，総合的な治療を考慮に入れていなければならない。特に，運動療法を実践している高血圧の患者に対して薬物を併用するには，適当な降圧薬の選択や運動の負荷強度に対する薬の影響など，考慮すべきたくさんの問題が浮かび上がってくる。この本では，このような諸問題に対して，実際の医療現場で厳正な回答が出せるよう努めている。

2. 高血圧治療法としての一般療法（非薬物療法）の意義

一般療法は高血圧治療の基本である。この一般療法の中に昔から身体活動やスポーツが入っている。高血圧の治療は患者の日常生活活動に対していろいろな制限をすることがある。その日常生活の制限は高血圧に対して確実に効果的でなければ意味がない。したがって，まず最初に，はたしてスポーツには降圧効果があるのかどうかを検証しなければならない。

危険因子としての高血圧

高血圧は死に至る疾患の中で最重要視しなければならない病気の一つである。先進国では心臓・循環器疾患は死亡原因の中で約50％を占めている。その心臓・循環器疾患のほとんどは動脈硬化症に起因する。その動脈硬化症の中では冠状動脈硬化症が三分の一，また脳卒中も三分の一を占める。したがって，ドイツでは死亡例の6人に1人は冠状動脈硬化症か脳血管障害が原因である。この二つの病気の危険因子として高血圧は最重要視すべきである。それゆえに高血圧は先進国社会で治療すべき重要な疾患の一つである。

薬物療法と一般療法の比較検討

高血圧治療法の中で一般療法が日増しに注目度を高めている。高血圧患者は多いので，多くの患者が作用の強い薬物を定期的に飲むことは望ましいことではない。コストはもちろんのこと，副作用も考慮しなければならないからである。オーストラリアの高血圧研究によると，プラセボ服用群は利尿薬服用群よりも心臓

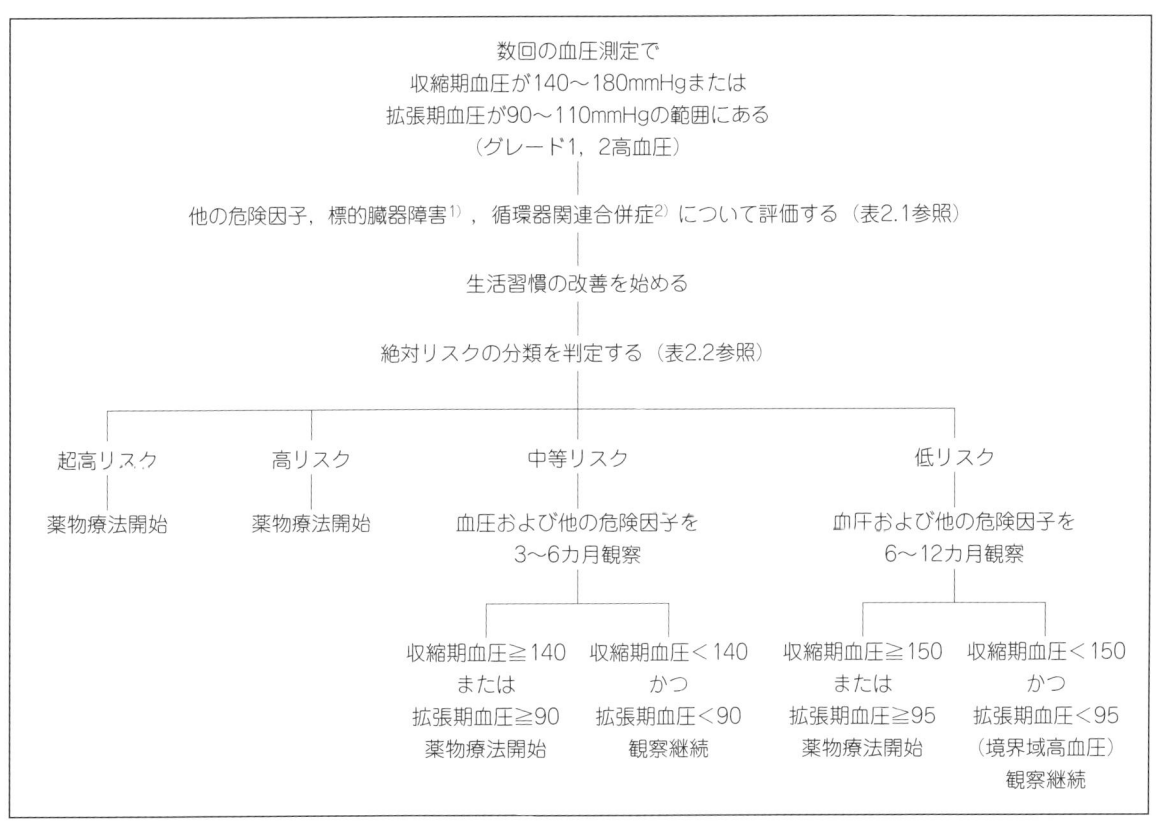

図2.1　治療の始め方
1) 標的臓器障害（TOD：Target Organ Damage；従来のWHO第Ⅱ期高血圧）
2) 循環器関連合併症（ACC：Associated Clinical Conditions；従来のWHO第Ⅲ期高血圧）

（訳者注：WHO・国際高血圧学会高血圧治療ガイドライン．1999．荒川規矩男監訳と差し替えた）

表2.1 予後に影響を及ぼす因子

心血管疾患の危険因子	標的臓器障害	循環器関連合併症
I リスク差別化に利用 ●収縮期血圧と拡張期血圧のレベル（グレード1～3） ●55歳を超える男性 ●65歳を超える女性 ●喫煙 ●総コレステロール値＞6.5mmol/L（250mg/dL） ●糖尿病 ●心血管疾患若年発症の家族歴 II 予後に悪影響を及ぼす他の因子 ●HDL-コレステロール値の低下 ●LDL-コレステロール値の上昇 ●糖尿病における微量アルブミン尿 ●耐糖能異常 ●肥満 ●座りがちの生活習慣 ●フィブリノーゲン値の上昇 ●社会経済的に高リスク群 ●人種的に高リスク群 ●地域的に高リスク群	●左室肥大 　（心電図，心エコーあるいはX線所見） ●タンパク尿，かつまたは血漿クレアチニン値の軽度上昇（1.2～2.0mg/dL） ●超音波あるいは放射線医学検査による粥状動脈硬化性プラーク（頸動脈，腸骨動脈，大腿動脈，大動脈）の証拠 ●網膜動脈の全体的あるいは部分的な狭細	脳血管障害 ●脳硬塞 ●脳出血 ●一過性脳虚血発作 心疾患 ●心筋梗塞 ●狭心症 ●冠動脈血行再建 ●うっ血性心不全 腎疾患 ●糖尿病性腎症 ●腎不全（血漿クレアチニン値＞2.0mg/dL） 血管病 ●解離性動脈瘤 ●閉塞性動脈硬化症 進行した高血圧性網膜症 ●出血あるいは滲出 ●乳頭浮腫

標的臓器障害は従来のWHO第II期高血圧[6]，循環器関連合併症は従来のWHO第III期高血圧に相当。

（訳者注：WHO・国際高血圧学会高血圧治療ガイドライン．1999．荒川規矩男監訳から引用し，加筆した）

の合併症，すなわち，心筋梗塞や心臓性突然死は少なかった[1]。オスロの研究によると，軽症高血圧患者の中で利尿薬服用患者に突然死が多かった[2]。特に注意深く調べてみるとMRFIT（多重危険因子介入試験）研究においてはあまり強力な治療を受けていない高血圧患者の方が心臓や血管の合併症は少なかった[3]。

もちろん，すべての高血圧患者で薬物を中止することはできないが，軽症高血圧の場合には可能である。しかも軽症高血圧が高血圧患者の大部分を占めている。フラミンガム研究によると，高血圧の70％から75％は軽症高血圧であるか，または境界域高血圧である[4]。なんとその中から高血圧による死亡例が40％から45％も出てくる。

一般療法を含めた高血圧治療は以下の通りである。

1) The Australian Therapeutic Trial in Mild Hypertension Report by Management Committee. 1980
2) Helgeland. 1980
3) MRFIT Research Group, 1982
4) Schettler, 1983

高血圧治療法としての一般療法（非薬物療法）の意義

表2.2 予後にかかわるリスクの層別化

他の危険因子と病歴	血圧（mmHg）		
	グレード1 （軽症高血圧） 収縮期血圧140〜159または 拡張期血圧90〜99	グレード2 （中等症高血圧） 収縮期血圧160〜179または 拡張期血圧100〜109	グレード3 （重症高血圧） 収縮期血圧≧180または 拡張期血圧≧110
Ⅰ 他の危険因子なし	低リスク	中等リスク	高リスク
Ⅱ 1〜2の危険因子	中等リスク	中等リスク	超高リスク
Ⅲ 3つ以上の危険因子，標的臓器障害または糖尿病	高リスク	高リスク	超高リスク
Ⅳ 循環器関連合併症	超高リスク	超高リスク	超高リスク

（訳者注：WHO・国際高血圧学会高血圧治療ガイドライン．1999．荒川規矩男監訳から引用し，加筆した）

高血圧治療における一般療法の意義

　高血圧の定義と重症度については，原著と最新のもの（WHO-ISH高血圧治療ガイドライン，1999）と差し替えて，治療の始め方を加筆説明した。すなわち新しい治療ガイドラインでは，図2.1に沿って安静時血圧値と予後に影響を及ぼす因子（表2.1参照）を評価し，患者の病態の全体像を把握する。管理すべき症状を明確に把握した上で症状を押える対症療法と原因をとり除く生活習慣の改善を始める。手順として，絶対リスクを層別化（表2.2参照）し，薬物療法を開始する判定基準が示されている。

　生活習慣の改善による降圧が，心血管疾患のリスクを減少させるという直接の無作為介入試験とその他の証拠も合わせると，降圧療法のもたらすリスク軽減効果は，特定の治療方法による独立した影響ではなく，主として降圧度によって決定されることが示唆されていると思われる。

　生活習慣の改善（非薬物学的治療）を行なう理由は，WHO Technical Report「高血圧管理」に概説されているように，いくつかある：
・個々の患者の血圧を低下させるため
・降圧薬の必要性を減らし，その効果を最大にするため
・合併する他の危険因子に対処するため
・住民集団における高血圧ならびに循環器関連合併症の一次予防のため

（訳者注：以上は，WHO・国際高血圧学会高血圧治療ガイドライン，1999．荒川規矩男監訳からの引用文とそのための監修者の説明を加筆した）

　高血圧患者へのアドバイスの多くは聖書に書いてある"十戒"に似ている。種々の禁止と厳しい規則があり，それは患者にとってやる気を削ぐ原因になるようである。表2.3は高血圧患者が直面してい

る効き目のないアドバイスの羅列である。この多くのアドバイスを絞って少なくしたところで，患者にとって日常生活行動（ライフスタイル）を変えるよりも服薬の方が受け入れやすい。治療側にとってもその方が楽である。この治療側の快適さが多くの場合は治療を受けている人の快適さより大きいのである。

しかし，いかなる場合でも効果的で意義のある一般療法が勧められるべきである。肥満患者には減量と他のリスクファクターを改善することが最重要視されるべきである。例えば高血圧患者の高血圧を薬物で下げてもその患者がタバコを吸い続けるならば医学的には意味がない。心血管系の合併症の頻度をそれで下げることはできないからである。

患者に薬物を処方するだけでなく一般療法もさせなければならない。例えば，食事の塩分を制限しなければ利尿薬を服用してもあまり効果がない。

一般療法の中で身体活動とスポーツの意義

一般療法はスポーツだけではない。例えば肥満の場合は持久的スポーツよりも減量の方が大事である。しかし（7章参照）スポーツと一般療法とは多面的関係がある。最も大事なことはコンプライアンスを良くすることである。よく身体を動かす患者は必要な一般療法や薬物療法をかなりの割合で規則正しく適用できるものである。

表2.3 高血圧治療の中での一般的アドバイス

1. 血圧に関する情報：自分で血圧を測定すること

2. 一般療法：
   食事療法
   （減量，NaClは少なめに，KClは多めに，Mg^{2+}は多めに，カルシウムは多めに，食物繊維は多めに，アルコールは少なめにコーヒーは少なめに，不飽和脂肪酸は多めに）
   ストレスのないライフスタイル
   （喧騒をさける，交替勤務は避ける，定期的な休暇）
   リラックスする方法
   （自律訓練法，瞑想，催眠，バイオフィードバック）
   理学療法（サウナ，水中歩行）
   身体活動

3. 動脈硬化症の危険因子の回避：
   ニコチン禁止（禁煙）
   糖尿病の治療
   低コレステロール食
   スポーツ

3. 高血圧の分類と診断—運動負荷試験の評価

心血管系疾患のリスクは長年の調査結果により，血圧値の高さに直接比例して高くなることがわかっている。18歳以上の成人の場合安静時血圧は130/85mmHg未満が正常である。

正常血圧

血圧は年齢によって変化する。18歳以上の成人における安静時血圧は収縮期（最高）/拡張期（最低）血圧130/85mmHg未満が正常である。80歳以下の人にとって血圧の上限は140/90mmHgが正常とみなされている。子どもの場合は血圧の正常範囲はもっと低いのが正常である。7～10歳の子どもの血圧は通常125/75mmHg未満であるべきである。青少年の血圧の正常値は成人の場合と同じである。

血圧を日を変えて何回測っても血圧が高い場合には高血圧が疑われる。最初の血圧測定は両腕で，その次の測定からは高い方の腕で行なうべきである。拡張期血圧測定はコロトコフ音が完全に消えたとき（コロトコフ第Ⅴ音）で読むべきである。

分類

高血圧は原因と血圧値並びに重症度によって分類される（表3.1と表3.2）。

原因

高血圧の90～95％は本態性高血圧である。残りの5～10％は腎臓に起因する二次性高血圧症である。その他に妊娠中毒症，中枢神経の疾患によるものなどがある。また急性中毒症あるいは薬物（排卵抑制剤，ステロイドやカルベノキシロンなど）の服用中も一時的に血圧が上がる。

血圧値

血圧値の分類では，収縮期と拡張期の血圧値，または拡張期だけの血圧値を考慮する（拡張期高血圧の患者は多くの場合収縮期血圧も高い）。拡張期血圧値のみを考慮に入れた場合，境界域高血圧の患者は軽症高血圧に入る。最後に高血圧の患者の一部は収縮期血圧だけが高い場合がある。これは隔離性収縮期高血圧と呼ばれている。その頻度は加齢とともに増える。運動負荷時の血圧の高まりの定義と問題点は10章に書かれている。

重症度

症状の進行程度の分類には，現在の患者の状態に加えて，臓器への合併症の重症度が考慮される（訳者注：最新の基準を参照し，原表を表3.2に差し替えた）。

診断方法

ドイツ高血圧学会の高血圧の基礎診断に関する指針[1]に従って，ここでは主に，身体的活動性の高い高血圧患者に対して重要な点を議論したい（表3.3）。

病歴

スポーツをしている高血圧患者であっても遺伝素因，例えば家族内に高血圧患者，または脳卒中の患者がいる，あるいは心臓性突然死を起こした患者がいる場合は注意を要する。なぜならこれらの要

表3.1 高血圧の分類

原因	
原発性高血圧	本態性高血圧
二次性高血圧	腎性高血圧 　（腎血管性，腎実質性） 内分泌性高血圧 　（褐色細胞腫，クッシング症候群， 　　コーン症候群，甲状腺機能亢進症） 心臓血管性高血圧 　（大動脈縮窄症，大動脈弁閉鎖不全症）

（訳者注：最新の基準を参照し，原著の内容の一部を割愛）

[1] Deutsche Liga zur Bekämpfung des hohen Blutdruckes, 1985

因は，薬物治療の際，その適用に影響を与える可能性があるからである。運動負荷をかけて血圧が上がる場合は（10章参照），家族歴に慢性の高血圧があることが珍しくなく，数年後に発症することが多い[1]。故に運動負荷をかけて症状が出る場合は例えば冠動脈疾患によるスポーツの際のリスクを防ぐために詳しい検査をする必要がある。

スポーツ歴があれば，心臓循環器系の機能的また構造的異常を鑑別するのが容易になる。また同時に将来スポーツをする際にスポーツ医学の立場からアドバイスをするのに重要である（9章を参照）。

薬物は運動能力と負荷への反応に影響を与えるので（11章参照），場合によっては薬物療法を変える必要もあり，薬物の服用状況をよく聞く必要がある。間違った食生活は血圧や運動能力にも影響を与える。

身体的検査

運動の量と運動の種類を決めるために心肺所見と血管所見の他に骨や筋肉の検査が必要である。例えば肥満の高血圧患者で両膝関節障害があった場合，その人に長距離走は勧められない。このような患者には他のスポーツ，自分の体重を支えなくてよいもの，例えば自転車こぎなどを勧めるべきである。

臨床検査

生化学的危険因子すなわちコレステロール，さらに亜分画としてのHDLやLDLコレステロール，中性脂肪，血糖値や尿酸などを測定して冠動脈の危険因子およびスポーツ時に起こりうるリスクを予測する。それらの危険因子の重なり具合によって検査の種類や検査の頻度を考慮する。高血圧と脂質代謝異常を合併している場合には，とくに持久性スポーツが有効である。

表3.2　血圧レベルの診断と分類

分類	収縮期血圧（mmHg）	拡張期血圧（mmHg）
至適	<120	<80
正常	<130	<85
正常高値	130〜139	85〜89
グレード1：軽症高血圧	140〜159	90〜99
サブグループ（境界域）	140〜149	90〜94
グレード2（中等症高血圧）	160〜179	100〜109
グレード3（重症高血圧）	≧180	≧110
収縮期高血圧	≧140	<90
サブグループ（境界域）	140〜149	<90

収縮期血圧と拡張期血圧が異なる分野に該当する場合，より高いほうの分類を採用する。
(Guidelines Subcommittee of the World Health Organization-International Society of Hypertension (WHO-ISH) Mild Hypertension Liaison Committee : 1999 World Health Organization-International Society of Hypertension Guideline for the Management of Hypertension. J Hypertension 17 : 151-183, 1999)

（訳者注：原著の内容を，WHO・国際高血圧学会高血圧治療ガイドライン．1999．荒川規矩男監訳に差し替えた）

表3.3　身体的に活動している高血圧患者の診断方法

病歴	家族性素因
	運動負荷により異常のある人
	運動しているかどうか
	薬物の服用
	食生活
身体検査	頻回の血圧測定
	肥満
	心肺所見，血管所見
	整形外科的所見
臨床検査	検尿
	クレアチニン検査
	心血管系因子
	安静時心電図
	負荷心電図
心エコー検査	
胸部レントゲン検査	
24時間心電図	
心筋シンチグラフィー	必要があれば行なう
冠動脈造影	

1) Franz, 1982

高血圧の分類と診断—運動負荷試験の評価

安静時心電図

　安静時心電図で刺激伝導系の重大な異常がないことを確認する。しかしながら左室肥大の診断をSokolow-Lyonの基準（R波＋S波＞3.5）だけで判断しないほうがよい。なぜなら比較的若い世代で特にやせているスポーツマンは伝導度がよいために偽陽性所見になることが多いからである。判断が難しい場合には心エコーが必要となる。

エルゴメーター（定量的運動測定法）

　スポーツをしている高血圧患者にはエルゴメーターは運動負荷心電図や血圧測定（10章参照）と同様に，基本検査の一つである。この検査で冠状動脈硬化症，複雑な不整脈の有無，また運動負荷時の血圧変動（安静時血圧からでは運動負荷時の血圧はわからない），および脈拍数の変化がわかる。患者の体力と運動負荷に対する反応の両方をみて，患者にトレーニングについてのスポーツ医学的なアドバイスをする。

心エコー

　スポーツをしている高血圧患者の場合は，基本検査法の一つとして平面と断層の心エコーも行なう。しかし心エコー検査を必ず行なう必要があるのは，トップレベルでスポーツをしている高血圧患者の場合または左室肥大の可能性がある場合，あるいは他の臓器に合併症があるとき，ならびに左心室の動きと肥大の程度を診断するために薬物を服用している場合などである。

　身体にどれくらいの負荷をかけてよいか，また薬物を服用する必要性があるかといった判断の際には，心臓の状態，特にコンセントリックまたはエクセントリックな左室肥大の有無が重要になってくる（6章参照）。

胸部レントゲン撮影

　心臓の大きさを評価するには胸部レントゲン写真を2方向（正面と側面）から撮ると，その心臓の形態から左室肥大[1]を間接的に診断することができる。さらに大動脈の大きさも知ることができる。スポーツをしている高血圧患者で心エコーでエクセントリック心室肥大があるとわかった患者にはレントゲン写真が鑑別診断に役立つ。レントゲン上で全体的に心臓が大きくなっている場合は高血圧による左室肥大というよりもスポーツによる肥大を意味している。

24時間（長時間）心電図

　スポーツをしている高血圧患者には次のような特別な場合にのみ24時間心電図検査を行なう。例えば主観的には何か異常を感じるが運動負荷心電図でははっきりと出ないような不整脈の場合である。

心筋シンチグラフィー

　もし，運動負荷心電図で冠動脈の病変が明らかでない場合や，また無症状の虚血性心臓病が疑われる場合には，さらに非観血的検査方法を用いるべきである。

　婦人の場合には運動負荷心電図では間違って良い数値の所見が出ることが特に多い[2]。疑わしい場合には心筋シンチグラフィーを行なうとスポーツを不必要に制限しないですむ。

冠動脈造影

　冠動脈造影の適応はスポーツを行なっている高血圧患者もスポーツをしていない高血圧患者も基本的には同じである。スポーツの最中に死亡する最も多い原因は35歳以上の人の場合，冠動脈疾患であるから（8章参照），冠動脈造影の適応はむしろ広くとるべきである。ケースバイケースであるが医師がスポーツの継続を憂慮している場合には，冠動脈造影をしてそのスポーツを行なってよいかを

---

1) Reindell et al., 1988
2) Samek und Roskamm, 1983

明らかにする。

運動負荷試験の評価

高血圧患者にかけてよい運動負荷は血圧値により，また，稀ではあるが，可能性として心血管性高血圧の有無により決める[1]（表3.4）。

身体的トレーニングの適応

境界域高血圧または軽症高血圧は身体トレーニングの最もよい適応である。身体的トレーニングの他に薬物療法は必ずしも必要ではなく，ケースバイケースで対応すべきである。

収縮期高血圧の患者も運動を行なってよい。中等度の高血圧ならびに前述のコンセントリックな左室肥大を伴った高血圧患者もスポーツ（特に持久性トレーニング）を行なってよいが安静時と負荷時の血圧が薬によって十分に抑えられる場合に限る。個々のスポーツの特性については9章，トップスポーツについては12章で詳しく述べている。

身体的トレーニングの禁忌

重症高血圧患者（スポーツ心とは異なるエクセントリックな心室肥大を伴う場合も含まれる）にとって身体をより多く動かす運動，つまり定期的なトレーニングやスポーツは禁忌である。運動療法として定められた運動負荷（4章参照）であればよい。薬でコントロールできない高血圧，またほとんどの二次性高血圧の患者にはスポーツは禁忌である。

表3.4　スポーツをしている高血圧患者の運動負荷試験の評価

身体的トレーニングの適応（WHO I 期）	境界域高血圧
	軽症高血圧
	中等度高血圧
	収縮期性高血圧
	負荷高血圧（負荷試験の血圧反応による診断）
身体的トレーニングの禁忌	慢性高血圧（WHO III 期）
	コントロール不可の高血圧（収縮期血圧>200mmHg／拡張期血圧>120mmHg）
	種々の二次性高血圧

[1] Deutsche Liga zur Bekämpfung des hohen Blutdruckes, 1989 ; Keul et al., 1989 ; Kindermann, 1984

4. 身体活動，スポーツと運動療法

"スポーツ"はさまざまな身体的および精神的負荷をかけることの集合概念である。スポーツ活動者の範囲は広い。スポーツ界のトップレベルにいるメダリストから運動耐容能が制限された患者までいる。高血圧患者の運動負荷には特別な考慮が必要である。スポーツの種類，運動負荷時間および負荷強度，動的あるいは静的筋活動の違い，さらには，とりわけ調整力，集中力に対する考慮が不可欠である。

身体活動の増加は筋の能力に作用するが，それはスポーツ活動だけでなく，日常の職業活動においても同様である。重労働者の日常のカロリー消費量は，スポーツ選手と同様の値になっている。しかしながらそれは，スポーツ心臓を発達させる程の労作ではない。例えば，脈拍数で見ると，運動強度は8時間の労働のうち短時間しかスポーツ心臓を形成するトレーニング効果の強度に達していない。あるいは，スポーツ心臓を招く程度の労作強度は疲労のために持続できていない。

その労作の間に，強い労作強度が間欠的に周入され，特に筋力発揮の労作に怒責が加わる場合，例えば重量物を持ち上げる労作等においては顕著な血圧上昇が生じる。この点は高血圧患者の運動負荷耐容能を評価する場合に考慮する必要がある。

スポーツ活動をその動機づけの高さ，トレーニング経験，到達成績等の評価によって類別すると，健康運動，余暇スポーツ（市民スポーツ），競技スポーツ，一流の競技スポーツなどの群に分類される。

スポーツの分類

健康スポーツ

これには普遍的な定義が存在するわけではない。成績を競うよりは，健康の維持，増進，回復を得ることを重視している。つまり，疾患予防や，リハビリテーションの活動はすべてこの範ちゅうに分類される。

"運動療法"は健康スポーツの一形態である。この場合，負荷する運動は薬物と同様，個々人に合わせて処方される。

運動療法はトレーニングと体操とに区別される。"トレーニング"は，より多くの筋群をより高い強度で活動させて，形態学的に把握可能な適応現象をもたらす。それに対して"体操"は，心臓血管系にはわずかな負荷をかけ，主として心理的，植物性領域において，運動効率の改善と出力状況がよくなり，運動負荷耐容能を高める。

原則的には以下のように記述できる。運動療法はスポーツとは呼べないものであり，運動負荷耐容能の評価で生じる疾患の症状が実質的に軽減させられる運動を意味している。したがって，WHO第Ⅲ期の高血圧患者ではスポーツは禁忌（3章，運動負荷耐容能の評価参照）だが，体操という形式で行なわれる運動療法は多くの例で可能になり，望ましい（16章，高血圧患者のスポーツ事典，p133，134表1参照）。

市民スポーツ（余暇スポーツ）

このスポーツは楽しむことが中心で，成績はむしろ二義的な重要性しか持たない。競技に参加してもそれはむしろ偶然性による要素が強く，さらに機会に恵まれたときだけのことである。

競技スポーツ

組織的なトレーニングを時間的に可能な限り行なって，平均以上の成績を上げるよう努力する。競技にも定期的に参加する。しかし，得られる成績は，地方大会の水準を越える意味を持つものではない。

一流の競技スポーツ

トレーニングは専門的に必要な条件を充足させるように，多くの時間をかける。競技成績は国家的あるいは国際的な高い水準での職業的価値を有する。

運動時間と強度

運動時間と強度の関係に依存して，数種類のエネルギー供給過程の動員が必要となる。最大運動持続時間および走行距離で表現できる運動強度に対応して，異なった心臓―循環系および代謝系の反応が動員される（図4.1）。

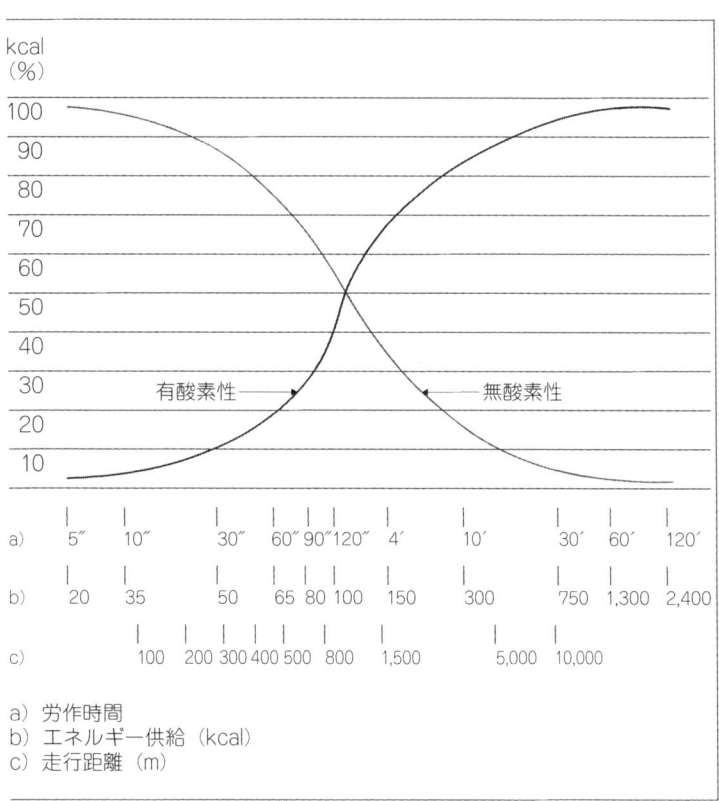

a）労作時間
b）エネルギー供給（kcal）
c）走行距離（m）

図4.1　最大運動持続時間（労作時間）と走行距離に依存して動員される無酸素性および有酸素性エネルギー供給過程の占める割合[1]

1) Kindermann W, Keul J. Anaerobe Energiebereitstellung im Hochleistungssport. Schorndorf : Hofmann, 1977. より引用

身体活動，スポーツと運動療法

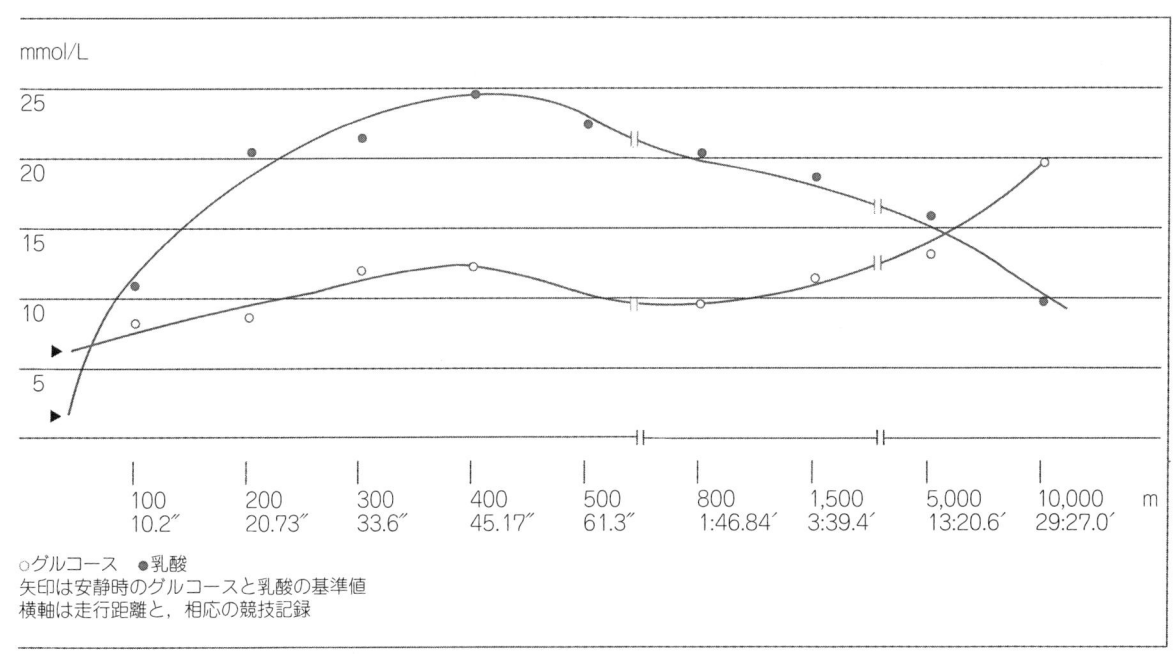

○グルコース　●乳酸
矢印は安静時のグルコースと乳酸の基準値
横軸は走行距離と，相応の競技記録

図4.2　最大努力での100m～10,000m競走直後の動脈血グルコースおよび乳酸水準（個人値）[1]

超最大身体作業
　約2分間まで持続できる身体作業では無酸素性エネルギー供給過程が優位である。この運動では出力が最大酸素摂取量相当水準を明らかに上回る。このような短時間持続できる運動強度を超最大と呼ぶ。

非乳酸性─無酸素性運動強度：数秒間の運動強度，例えばウエイトリフティングや砲丸投げ，やり投げ，10～30ｍの短距離走といった運動では，エネルギー需要に応ずるために，筋細胞から高エネルギーのリン酸が非乳酸性─無酸素性に供給される。したがって，血中での乳酸の蓄積やpH値の実質的な変化は生じない。

乳酸性─無酸素性運動強度：数秒を超える運動強度では，これに加えて，解糖系過程で炭水化物が分解され，その結果，最終産物である乳酸が作業筋中に産生され，血液中に拡散する。脂肪の酸化は行なわれないが一部の炭水化物は酸化されて二酸化炭素と水に分解される。

　1分から2分足らずの運動時間，例えば400，500ないし800ｍ走の後では，最も多い乳酸産生が認められ，動脈血のpH値は6.9ないしはそれ以下になり，血中乳酸濃度も25mmol/Lにまでなる（図4.2）。これらの運動では，高い乳酸産生を行なわずに最大の成績を得ることは不可能である。

　図4.2に示されるように，まず第一に筋グリコーゲンが分解されるので同時に血中グルコース水準が上昇する[2]。この肝グリコーゲン分解から得られるグルコースは，作業筋に蓄積されるグルコース6リン酸が筋細胞内へのグルコースの取り込みを促進する筋ヘキソキナーゼを抑制しているので筋細胞へは取り込まれない。

1) Kindermann W, Keul J. Anaerobe Energiebereitstellung im Hochleistungssport. Schorndorf : Hofmann, 1977. より引用
2) Kindermann und Keul, 1977

無酸素性運動強度による血圧の上昇：無酸素性運動強度は，動的運動形態の場合でも，明らかに血圧上昇を引き起こす。運動強度が高まっても，不可避的な筋力を発揮しても圧上昇へフィードバックされる（5章参照）。例えば，400m走の場合では，収縮期および拡張期双方の血圧が急上昇する。心拍数は最大値まで上昇する。交感神経活動水準は血漿カテコールアミンであるアドレナリンとノルアドレナリンを通して測定できるが，これも，無酸素性筋活動において同様に最大値まで上昇する。短い運動時間であるにもかかわらず，有酸素性筋活動の場合よりも著しく高い値になる（図4.3）。無酸素性運動においては心筋酸素消費量も相応に高まる。

最大身体作業

運動時間が約2分の時点で，エネルギーの半分ずつが，それぞれ無酸素性，有酸素性過程によって供給され，2分以降については，全エネルギー供給に占める有酸素性過程の割合が増加し，無酸素性過程による供給は減少する（図4.1）。

最大運動持続時間2～10分の運動強度では，全運動時間を通じて最大酸素摂取量が出現しているが，これは1,000～3,000m走に相当する。不足分のエネルギー産生は，炭水化物の無酸素性分解過程によって供給されている。そのことは血中乳酸濃度の明らかな上昇で証明される。すなわちその値は，5,000m走の後では，15mmol/Lに達している（図4.2参照）。

実験室条件下では，最大酸素摂取量は多段階漸増エルゴメーター運動負荷によって，疲労困憊まで負荷をかけた場合に達成される。動脈血圧と心拍数は，個々の事例においては，超最大運動の場合と同様の高い上昇を示す。

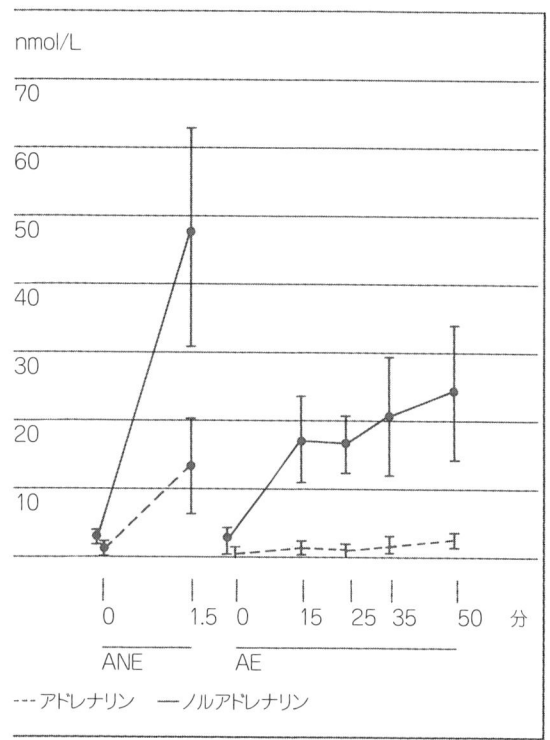

図4.3　1分半の無酸素性走行（ANE）および50分間の有酸素性走行におけるアドレナリンおよびノルアドレナリン濃度[1]

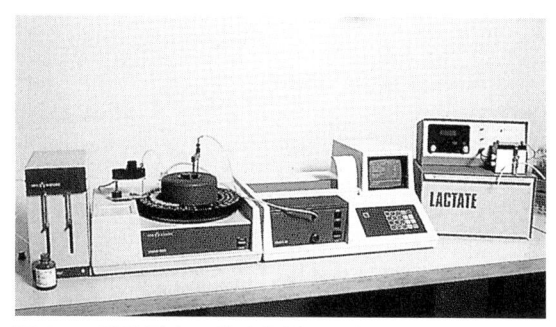

図4.4　乳酸測定：乳酸分析器と全自動分析器

乳酸分析器（右）では検体毎に個別分析しかできないが，全自動分析器（左）にかければ一連に15秒間隔で連続分析される。

[1] Kindermann W, Schnabel A, Schmitt WM, et al. Catecholamines, growth hormone, cortisol, insulin and sex hormones in anaerobic and aerobic exercise. Eur J Appl Physiol 1982; 49: 389-99.より引用

身体活動，スポーツと運動療法

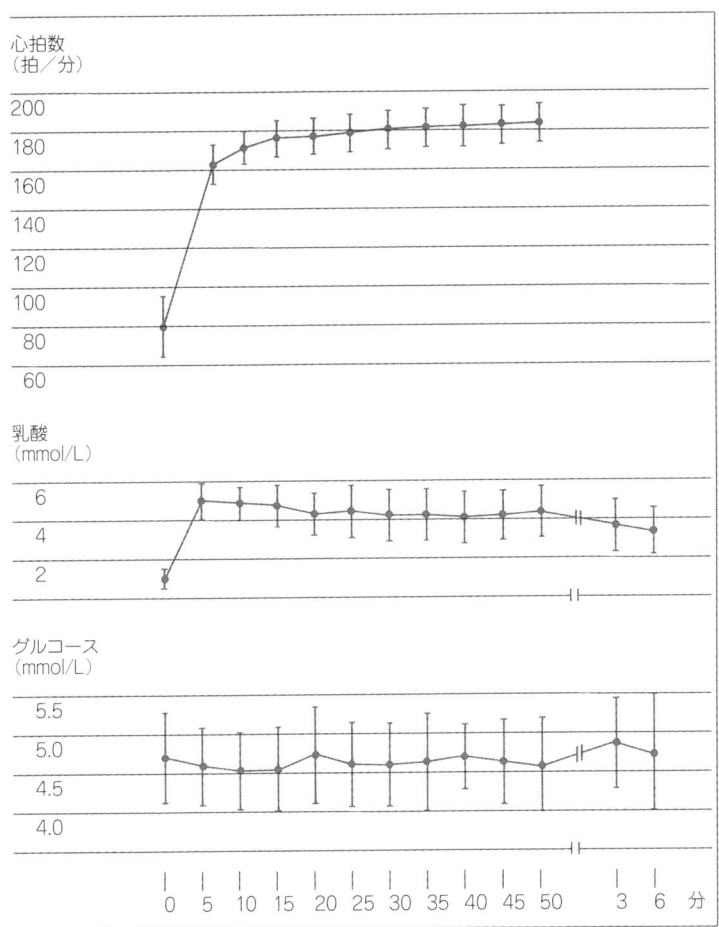

図4.5.1　個人の無酸素性作業閾値（70%$\dot{V}O_2max$）の強度で50分間の持久性負荷を課した場合の心拍数と炭水化物代謝産物[1]

1) Schnabel A, Kindermann W, Schmitt WM, Biro G, Stegmann H. Hormonal and metabolic consequences of prolonged running at the individual anaerobic threshold. Int J Sports Med 1982; 3:163-8. より引用
2) Hermansen et al., 1967.
3) Kindermann et al., 1979; Mader et al., 1976
4) Stegmann et al., 1981

最大下身体作業

10～15分以上持続できる運動強度は，最大酸素摂取量よりも低い水準の強度である。運動時間が長くなるほど，その運動に要する酸素摂取量の最大酸素摂取量に対するパーセンテージは低くなる。

炭水化物の分解は，漸増的に脂肪の酸化で補われていく。骨格筋に貯蔵されているグリコーゲンは60～90分以内に枯渇する[2]。さらにそのような運動負荷を維持し続けるには，エネルギー供給のために炭水化物に加えて必然的に運動の長時間持続に必要な特定の要素が参画する。

健康運動においては，たいていの場合，運動時間が1時間を超えることはない。したがって，通常の方法で貯蔵されたグリコーゲンが使い尽くされることはない。そのような持久性指向のトレーニングの運動強度は，最大酸素摂取量の60～80%に相当している。

一定の最大下の強度の運動をできるだけ長く遂行する能力は，"持久性作業能力"と呼ばれる。この能力は，決定的に骨格筋の代謝の影響を受ける。

無酸素性作業閾値：無酸素性作業閾値は，持久性作業能力の評価基準とみなされ，また有酸素性エネルギー供給能力が優位な運動強度の上限である。その値は多段階の漸増運動で決定され，平均的には乳酸濃度4mmol/L付近に相当するが[3]，個々のケースで高低がある[4]。

無酸素性作業閾値を超えない運動強度では，血中乳酸濃度は定常状態になり，乳酸の産生量と分解量は一致する（図4.5.1参照）。

乳酸検査：乳酸検査は多段階漸増運動負荷試験中に行なわれる。安静時，運動負荷の各段階終了時，および回復期に数回，充血した耳朶から動脈血化した毛細血管血（20～50μL）を採取し，過塩素酸で除タンパクし酵素法で分析する。半自動式の連続分析測定は，熟練した実験室ならば誤差を示す変動係数は1%より低い。いわゆる酵素電極を用いた移動式乳酸分析器を用いれば，現場（例えば競技場）での乳酸測定が可能になる。購入費用が高いため，医療業務には必ずしもむいていない。

持久性トレーニング：無酸素性作業閾値の範囲は，持久力トレーニングとして適切な運動強度の基準とみなしうる。この強度は，健康運動のトレーニングとして心臓血管系疾患の第一次および第二次の予防に有効であり，また，競技スポーツのトレーニングとして，スポーツ種目に特有の持久力の改善にも役立つ共通基準である。

心臓血管系と代謝系の特性：持久力トレーニングが適切に行なわれると乳酸の初期上昇の後，血中乳酸濃度2～4mmol/Lの間で定常状態になる。血中グルコース濃度も，一定の値を保つ。それに対して，心拍数は上昇し続ける（図4.5.1）。収縮期血圧は，筋力の発揮状況に依存して中等度まで上昇するが，拡張期血圧はほとんど変化しない（5章参照）。

トリグリセライドからの脂肪の望ましい利用は，トリグリセライドとグリセロールと遊離脂肪酸の血中濃度の上昇という形で現れる。遊離脂肪酸の上昇が少ないのは，それが労作中の骨格筋のエネルギー獲得にすぐに利用されていることを示す（図4.5.2，上図）。

インスリンやSTH，コルチゾールなどの代謝を調節するホルモンは無酸素性作業閾値の範囲の運動では重要である（図4.5.2，下図）。カテコールアミンのアドレナリンとノルアドレナリンもまた，交感神経活動の指標になるが，これらは持久性運動の間，重要な心血管および代謝反応を媒介し，運動持続時間が増えるにつれて確実に上昇する。しかしその値はちょうど1時間程度の運動の後では，短時間の無酸素性筋労作後よりもはるかに低い（図4.3参照）。

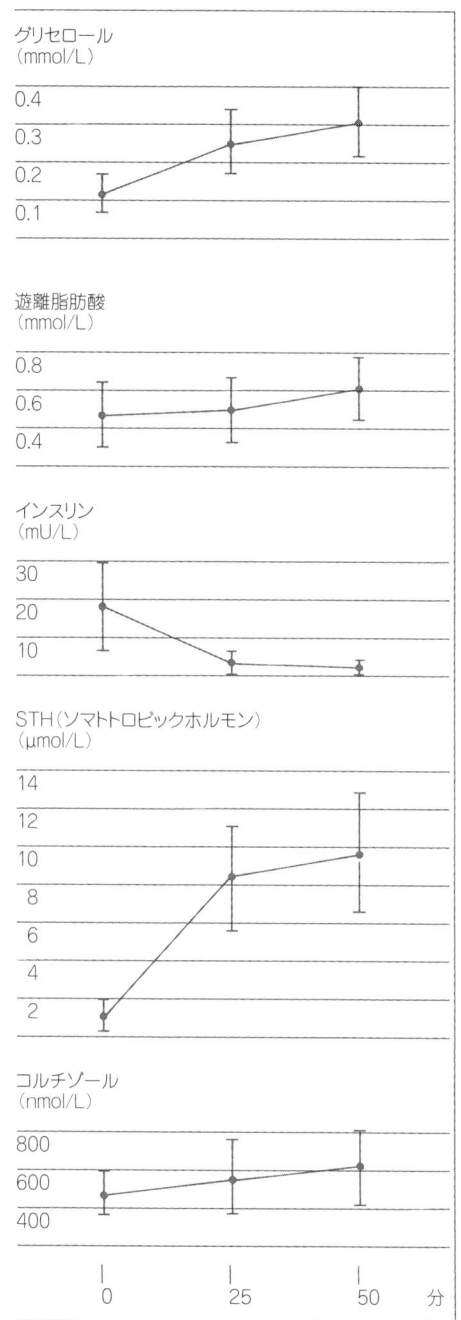

図4.5.2 個人の無酸素性作業閾値（70%VO₂max）で50分間の持久性負荷を課した時の脂肪代謝産物と調整ホルモン[1]

1) Schnabel A, Kindermann W, Schmitt WM, Biro G, Stegmann H. Hormonal and metabolic consequences of prolonged running at the individual anaerobic threshold. Int J Sports Med 1982; 3:163-8.

身体活動, スポーツと運動療法

表4.1 筋作業の様式

動的筋収縮が優位	有酸素性：持久走
	無酸素性：短距離走
静的筋収縮が優位	筋力トレーニング
混合負荷	球技

表4.2 スポーツとよく行なわれる作業に含まれている静的および動的筋収縮様式と血圧上昇の程度

スポーツ種目	動的	静的	血圧
有酸素性型			
持久走	+++	(+)	+
クロスカントリー	+++	+	+
トレッキング	+++	+	+(+)
自転車	+++	+(+)	+(+)
水泳	+++	+	++
ボート	+++	++	++(+)
有酸素性・無酸素性混合型			
サッカー	++(+)	+	++
ハンドボール	++(+)	+	++
バレーボール	++	+(+)	++
バスケットボール	++(+)	+	++
テニス	++	+(+)	++
スカッシュ	++(+)	+	++(+)
卓球	++	+	++
アルペンスキー	+	++	++
無酸素性型			
短距離走	+++	++	+++
重量挙げ	+	+++	+++
ボディビル	++	++	+++
エキスパンダー体操	(+)	+++	+++
よじ登り運動（足掛けあがり）	+	+++	+++
腕立て伏せ	++	++	++
かがみ込み	++	++	++
投てき	++	++	++(+)
サーフィン	(+)	+++	+++

筋収縮の基本様式

　エネルギーの供給様式だけでなく，筋収縮様式も高血圧患者に対するスポーツ種目の適，不適を決める要素となる。

　異なったエネルギー供給過程（無酸素性／有酸素性）が，トレーニング効果の形成に影響を及ぼす一方で，筋収縮様式（等張性／等尺性）は，運動中の血圧上昇の程度を実質的に決定する。

　スポーツ活動は以下のように区分される（表4.1）。すなわち，
・動的運動（等張性優位）
・静的運動（等尺性優位）
・混合型運動（静的―動的）

　筋力発揮の度合が増えると，静的な運動要素が増す。静的筋活動優位の運動においては，動的筋活動優位の運動と比べて，血圧は実質的により高く上昇する（詳細は5章）。

　表4.2に日常よく行なわれるスポーツ種目ないしは負荷形式における筋活動の動的要素と静的要素の比率の概略を示す。結果的に血圧値は，運動強度の強さに加えて，全エネルギー供給に対する無酸素的な要素の割合に影響される。

非身体的スポーツ種目

　すべてのスポーツ種目でエネルギー変換のメカニズム，すなわち持久力やスピード，筋力等の要素が，種目に固有の作業能力にとって決定的というわけではない。自動車あるいはオートバイレース，リュージュやボブスレー，グライダーやパラシュート降下，射撃，ゴルフ，乗馬，ボーリングなどのスポーツ種目においては，これらスポーツに対する身体組織上の必要条件は，二義的な意味しか持たない。これらのスポーツ種目で，競技の勝利は，主として技術や戦略，集中力等の，非身体的な能力によって決定される。

　上述のような精神的なストレス状況は，スポーツ以外の感情的な負荷と同様に，心拍数の上昇と明らかな血圧上昇を伴い，不適切な心拍出量の増加を招く（図5.7参照）。

> 　多くの高血圧患者では，競技あるいは競争という意味でのスポーツの実践は無理である。しかし彼らのほとんどは運動療法の範ちゅうで考える運動負荷は勧められるのである。スポーツ参加を望む高血圧患者に対して個人的に処方するためには個々のスポーツ種目あるいは負荷に対する主要な身体器官の反応に関する情報が必要である。

5. 身体運動時の循環反応

高血圧患者のスポーツは，血圧があまり上がらず，かつトレーニング効果が期待できるものが好ましい。昇圧の著しいスポーツは好ましくない。運動負荷時の昇圧の程度は主に張力と動きの比（アイソメトリック対アイソトニック負荷），外的因子（例えば水泳），心理的因子（例えば試合時の興奮）次第である。

さまざまな運動負荷に対する循環反応は余りわかっていない。一般に運動負荷時には血圧が上昇すると考えられている。しかしながら心拍出量の増加に伴い末梢血管抵抗が減少すれば血圧は上昇しにくいはずである。そのような状態は高血圧患者にとって好ましい運動であり，張力をあまり発揮することのない持久的運動（例えばジョギング）で，そのことは実証されている。

しかしダイビングのような運動時には血圧は数千mmHgまで上昇しかねないし，最大負荷後にはヴァルサルヴァ効果により急減する恐れがある。

循環反応は主に筋の張力発揮と短縮という2種の基本的な筋収縮様式の比で決まる。純粋な短縮はアイソトニック収縮，純粋な張力発揮はアイソメトリック収縮と呼ばれる。

例えば平地を走る場合は，大きな張力を発揮せずにダイナミックに動くのでアイソトニック収縮が主であると言える。一方ウェイトリフティングではアイソメトリック収縮が主である。自転車運動やローイングは両方の収縮様式が混在している。

ダイナミックな運動時の循環反応

酸素運搬能力

走ったり，クロスカントリースキーのような力の使用が比較的少ないダイナミックな運動時では，循環の主たる仕事は筋への酸素輸送である。図5.1にはダイナミックな運動時のエネルギーと血行力学の関連を示した。

運動負荷の増加に伴い筋のエネルギー需要が増えるのでそれに見合うように循環器の酸素運搬が増加する。酸素需要量は運動負荷の増加に対して直線的に増加する。運動負荷の1Wattの増加に対して12mL/minの酸素が必要である。この量はトレーニングとは無関係である。つまり"エンジン"の役割をはたす骨格筋の効率がトレーニングの影響を受けないことを意味する。

酸素需要量は安静時の300mL/minから，100Wattの運動時には1,200mL/min増加し1,500mL/minになる。鍛練者は非鍛練者よりも高い循環系性能によって高い最大酸素摂取量に，そしてまたそれによって高い運動強度に到達することができる。

心拍出量

酸素需要量を充たすために心拍出量が増加する。この増加もまた運動負荷の増加に対して直線的関係があり，酸素1L/minに対して心拍出量はおよそ6L/min増加する。

安静時の心拍出量は約6L/minであるが100Wattの運動時には7L増加し13.2L/minになる。この増加量もトレーニングの有無に関わらないので，鍛練者も非鍛練者も同一負荷に対しては同量の心拍出量が必要であることを意味している。

WattとMetsの数値換算表

Watt		25	50	75	100	125	150	175	200	225	250
kgm/分		150	300	450	600	750	900	1,050	1,200	1,350	1,500
Mets	1	2	3	4	5	6	7	8	9	10	11	12	13	14

訳者注：神原啓文，川初清典編：心臓病のスポーツ・リハビリテーション．図4-13．1989．より一部引用

一回拍出量と心拍数

鍛練者と非鍛練者の違いは一回拍出量である（図5.1.1参照）。

非鍛練者では運動時に筋ポンプ作用による心室の充満量の増加により一回拍出量は80mLから120mLに増加し，その後負荷が増加してもそれ以上上昇しない。鍛練者でも同じ原理で同様の現象が起こるが，心室がさらに拡大することから最大一回拍出量がさらに大きくなる。そのために安静時，運動時ともにより少ない心拍数ですむ（6章参照）。

非鍛練者では最大一回拍出量は120mLほどであり，最大心拍数が200拍/分とすると最大心拍出量は約24L/分となる。かなり鍛練した者では最大一回拍出量はおよそ2倍あり，その結果最大心拍出量は50L/分まで到達する。非鍛練者の最大酸素摂取量は3L/分であるのに対し，練習を積んだ持久走選手の循環機能は6L/分まで酸素輸送可能となる。

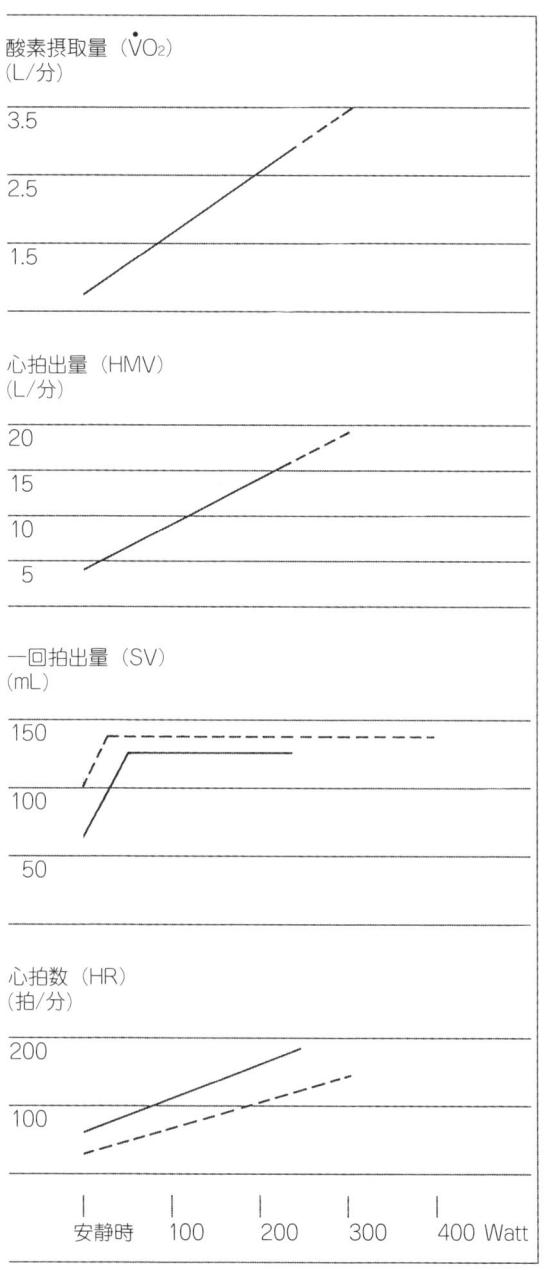

図5.1.1 非鍛練者（実線）の自転車エルゴメーター運動時の仕事率の任意目盛に対する主要血行動態および代謝パラメーターの鍛練者（破線）との比較[1]

1) Rost R, Hollmann W. Belastungs-untersuchungen in der Praxis. Stuttgart, New York: Thieme, 1982.より改変

身体運動時の循環反応

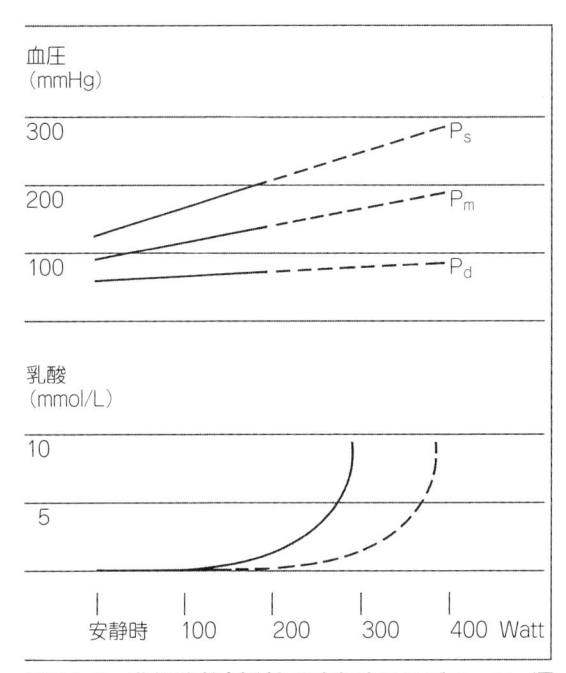

図5.1.2 非鍛練者（実線）の自転車エルゴメーター運動の仕事率の任意目盛に対する主要血行動態および代謝パラメーターの鍛練者（破線）との比較[1]
Rost R. とHollmann W.を修正
P_s＝収縮期血圧　P_m＝平均血圧　P_d＝拡張期血圧

血圧

　高血圧患者では循環反応のうち血圧が最も大切なファクターである。ランニングのように"理想的"なダイナミックな運動時には，心拍出量の増加に伴い末梢血管抵抗が低下するのでオームの法則に従い血圧はそう高くならない。

　ランニング時の血圧反応を図5.2.1に示している。動脈内圧を示す血圧カーブは，ランニングスピードの上昇に伴い収縮期血圧は若干上昇するが拡張期血圧は一定であることを示している。

　同時に重複脈（脈波形が二つの山を持つ）の波形が変わり低い方の山波が下の方に集まる（低速の紙送りをすると，その部分が暗い帯状になって現れる）。収縮期血圧の増加は圧カーブの勾配が増加した結果であり，圧カーブの積分値である平均血圧は変化していない。

　したがって，大きな筋出力を伴わないダイナミックな運動負荷は，運動量を増すにつれてトレーニング効果が上がり，さらに平均血圧が上昇する危険性がほとんどないので高血圧患者にもっとも理想的な運動になる。

1) Rost R, Hollmann W. Belastungs-untersuchungen in der Praxis. Stuttgart, New York: Thieme, 1982.より改変

アイソメトリック運動（筋力負荷）時の循環反応

最大下筋力負荷

最大下筋力負荷で筋内の血管は圧縮される。筋血流量はあまり増加せず，心拍出量は10〜15L/分とわずかな増加にとどまる。したがって，エネルギーは乳酸生成を伴う無酸素性に供給される（4章参照）。

循環の全抵抗は落ちず，より多くの大筋群が使われるとむしろ上昇するので，心拍出量のわずかな増加でも血圧がかなり上昇し，その程度は発揮筋力に比例する（図5.2.2）。

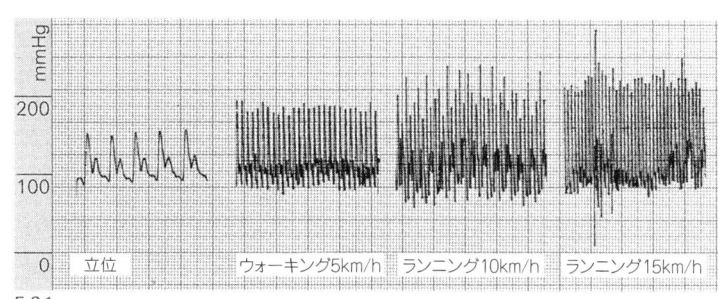

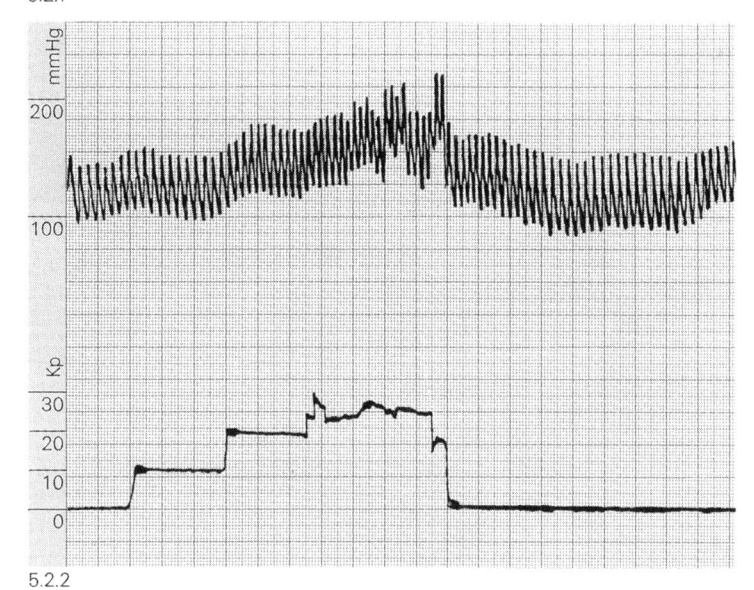

図5.2 ダイナミックなアイソトニック負荷（ランニング，5.2.1）とアイソメトリック負荷（ハンドグリップ，5.2.2）時の血圧動態の比較[1]

5.2.1
ランニング中の動脈血圧動態。圧波形は低速描記による。ランニングスピードが上昇するとともに収縮期血圧が上昇しているが，拡張期血圧は変化しない。しかし重複脈（脈波形が二つの山を持つ）の波形が変化し二番目の山波がはっきりと全体の波形の下部に集まっているのがわかる。

5.2.2
アイソメトリックな最大下筋力保持作業時の動脈血圧
図の下方に握力値を示す。力の発揮度合いに応じて収縮期血圧と拡張期血圧がともに上昇する。

1) Rost R. Hämodynamik bei dynamischer und statischer Arbeit. In: Lohmann FW, ed. Hochdruck und Sport. Berlin, Heidelberg, New York: Springer, 1986: 25-33. より引用

身体運動時の循環反応

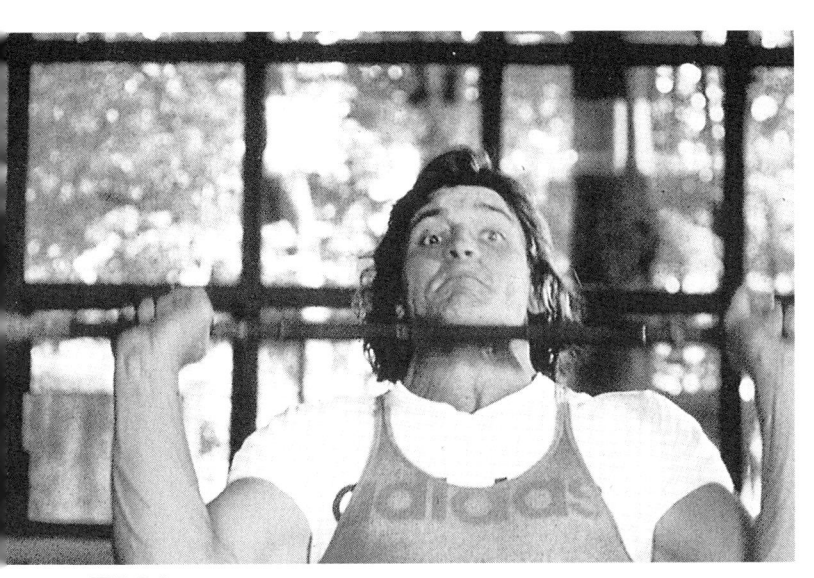

図5.3.1

最大筋力負荷

最大負荷時には怒責(ヴァルサルヴァ効果)を伴うために循環状態が著しく変化する。胸腔内圧が上昇することにより胸部と脊椎が固定され、筋肉に一気に力を入れることができる。怒責のために胸腔内圧は200mmHgを超える可能性がある。このことが循環系に大きな変化を及ぼし、高血圧患者には危険な状態をもたらすこともある。

心拍出量、心拍数、一回拍出量：胸腔内圧が急増するために末梢からの帰還血流が阻止されるが、その様子は頚静脈のうっ血としてはっきり現れる(図5.3.1)。心拍出量は安静時の1/2まで減少する。同時に心拍数は筋の化学受容体の働きにより増加するので結果として一回拍出量のうける影響は心拍出量より強く、安静時の1/3まで減少する。

血圧：動脈血圧動態を図5.3.2に示した。力みによる圧上昇分は安静時の動脈圧に機械的に重畳される。200/100mmHgの高血圧患者にとって100mmHgの上昇が加われば、血圧は300/200mmHgということになる。次に静脈の帰還血流量が減り、典型的な血圧の谷(低血圧)が起こる。しかしながら同時に末梢の血管収縮が始まり、血圧を上げるように働く。

力み終わると動脈血圧が突然低下し、いわば最高血圧の出始めのグラフを逆さまにしたように見える。それによって脳虚血が起こることがあり、それが原因で最大筋力負荷後に虚脱することもある。続いて反動のように新たな血圧上昇が起こるが、その程度は静脈の帰還血流によって決まる。

心拍出量は正常化するが、末梢血管はまだしばらく細いままである。このことから生じた"力んだ後の過剰血圧"は頚動脈洞の動脈圧受容体を通して迷走神経を興奮させ、脈の乱れを引き起こす。

危険：循環器疾患をもつ患者、特に血管病変を伴う高血圧患者にとって最大負荷はヴァルサルヴァ効果により、次のような危険を伴う。

1. もともと障害がある血管の血圧の急激な上昇による破裂(力みによる脳卒中)
2. 力んでいる最中の心拍出量の低下と冠状動脈の血流量低下(心筋虚血)
3. 怒責後の血圧降下(虚脱状態)
4. 反射的に起こる力み後のいわゆる過剰血圧による心拍の乱れ

MacDougalは力んでいる最中に血圧は最高で450mmHgまで上昇したことを測定し、その結果、力みは非常に高い血圧を伴うことを確証した(図5.4参照)。

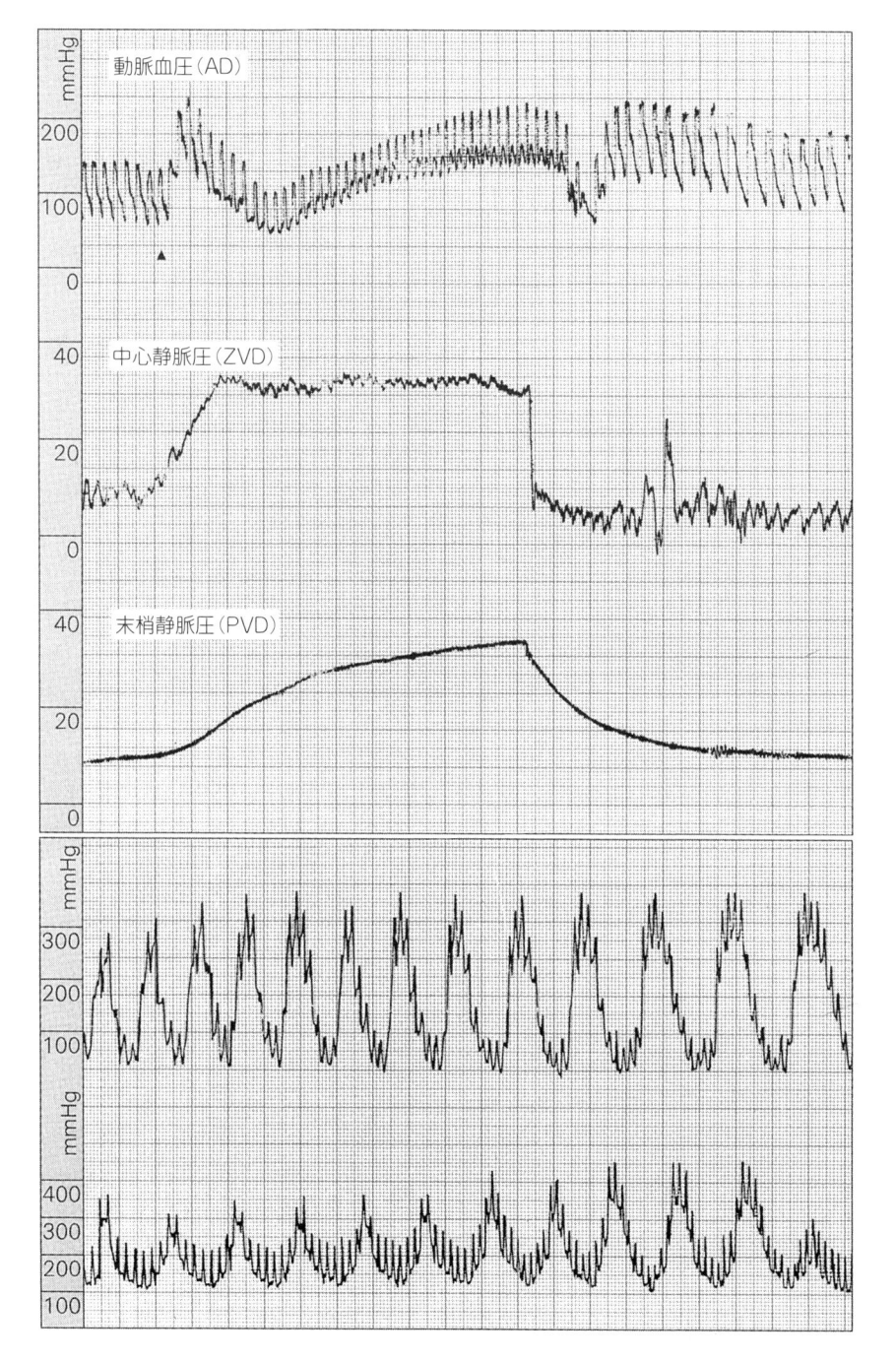

図5.3.2
力んだ時の動脈(上),
中心静脈(中),
末梢静脈の血圧動態[1]

動脈血圧(AD)の動態の詳細については本文中で述べられている。中心静脈圧(ZVD)は力み開始時(矢印)に急上昇し,力み終了時に低下する。末梢静脈圧(PVD)は力み中に静脈血の心臓への戻りが阻止されることと交感神経活動の上昇によりゆっくり上昇する。

図5.4
ほぼ最大負荷時の血圧の激しい上昇例[2]

2人の被験者に脚でのプレス運動をさせ,その時の動脈圧を上腕で直接測定したデータ。
90%最大負荷で脚のプレス運動を反復し,限界まで継続させた。

1) Rost R. Hämodynamik bei dynamischer und statischer Arbeit. In: Lohmann FW, ed. Hochdruck und Sport. Berlin, Heidelberg, New York: Springer, 1986: 25-33.より引用

2) MacDougall J, Tuxen D, Sale D, Moroz J, Sutton J. Arterial blood pressure response to heavy resistance exercise. J Appl Physiol 1985; 58(3): 785-90.より引用

身体運動時の循環反応

静的運動負荷と動的運動負荷が混合された負荷運動時の循環反応

　日常生活やスポーツ活動時の多くの動的負荷時には，ある程度はっきりした力の入れ方がある。その際の循環動態はアイソトニックとアイソメトリック負荷の両反応を合わせたものである。

　リズミカルな腕立て伏せはこの典型的例である（図5.5.1）。この負荷時には正常血圧の体育学部学生でも血圧が250/130mmHgまで上昇する。ボート漕ぎのときにも同様の血圧動態が起こる。Bachmannの研究グループはリズミカルにオールを漕ぐ時に同様の血圧反応パターンを記録している。

　自転車を漕ぐときもランニングに比べると大きな力を必要とする。図5.5.2には仰臥位で自転車エルゴメーターを漕いだ時の動脈血圧を示している。収縮期血圧の上昇とともに拡張期血圧のわずかな上昇が見られる。座位での自転車エルゴメーター運動や日常の自転車運動では仰臥位ほど血圧は上昇しない。

　このことは図5.1.2に示してある。血圧は仕事量に依存して上昇する。専門外の人には驚きかもしれないが，血圧の上昇には鍛練者と非鍛練者に差は見られない。負荷の増加に伴う心拍出量の増加はトレーニングの有無で変わらない。血圧は運動負荷により形成される末梢血管抵抗に依存するために，鍛練者も非鍛練者も同じように上昇する。

> 以上をまとめると，心拍出量は静的，動的運動が混合された場合には仕事量に比例して上昇し，血圧は発揮された筋力によって決まる。

体外圧の影響

　すでに述べたように，体外圧は動脈血圧に影響する。この典型例は水泳やダイビング中の水圧の影響である。

　このときの動脈血圧の動態を図5.6に示している。この実験では被験者は1mの深さに潜水した。これにより0.1気圧の水圧を受け，血圧が75mmHgも上昇する。ボンベなしの潜水の世界記録は100mであるが，その際には圧負荷は10気圧になり動脈圧は数千mmHg上昇することになる。しかしながら，これらは心臓の働きによる圧の上昇ではない。また血管内の圧と身体周辺の圧が比例して上昇しているので血管が破れる危険はない。

　図5.6に示したように同時に生理的なカウンターレギュレーションが働き，反射的に心拍数を下げ，十分に血圧を上昇させる。これはいわゆる"潜水反射"と言われ，太古の昔水に棲む哺乳類が水中でより長く潜るために発達の過程で獲得した反射の一つである。

　この反射から二つの結論が導き出される。

1. 心拍数は同一負荷に対しては水中の方が地上に比べ低い。このため水泳中のトレーニング時の心拍数はランニングよりも約20拍/分低くしなければならない。
2. 不整脈を持った高血圧患者には潜水反射や迷走神経反射は危険な心拍の乱れを引き起こす場合がある。それゆえそのような患者への水泳の許可は慎重にすべきである。

　水泳と同じような現象はレスリングで胸部を圧迫された場合に起こる。また逆に高板飛込みやパラシュート降下のような運動時には負の圧がかかる。

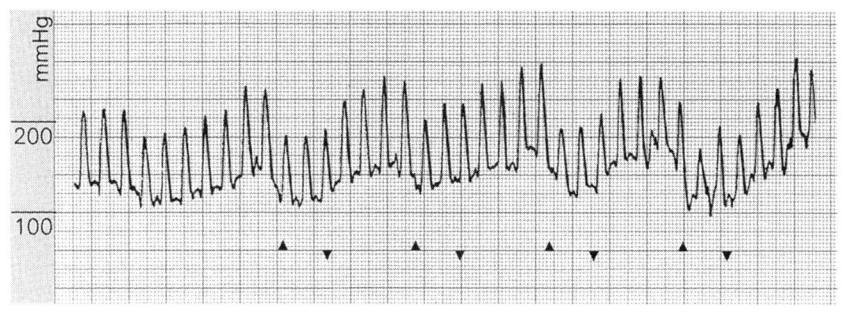

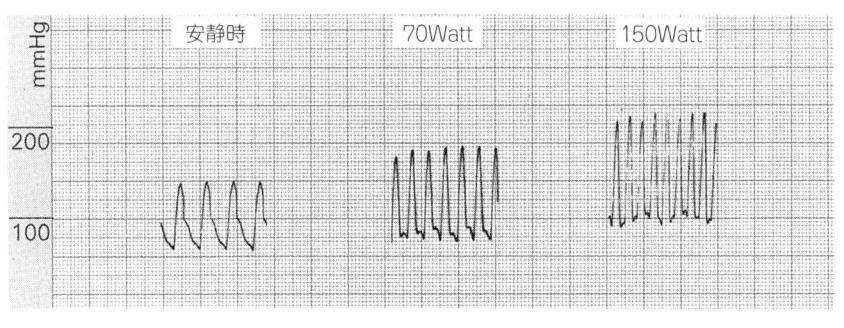

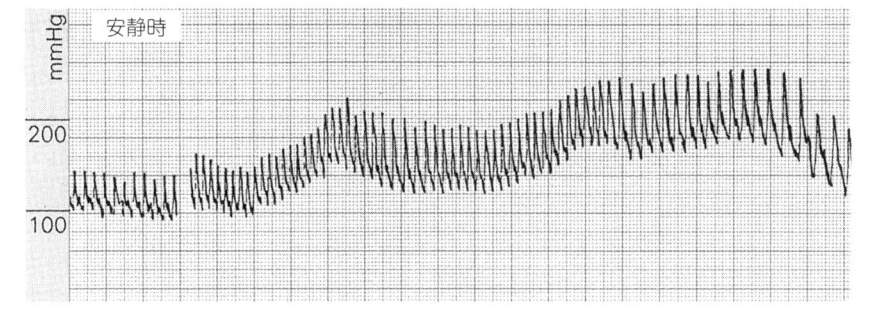

図5.5
各種の混合型負荷時の
動脈血圧[1]
動的運動と力む運動が同時に混在する運動では血圧は力む運動に依存する。

5.5.1
腕立て伏せ
腕を曲げる(下向き矢印)と大きな力を発揮するので血圧の上昇が著しく,腕を伸ばして力を抜く(上向き矢印)と血圧はすぐに下がる。

5.5.2
仰臥位での自転車運動
収縮期,拡張期血圧ともにわずかであるが負荷および加えられた力に比例して上昇する。

図5.6
酸素ボンベを使った
ダイビング時の動脈血圧
動態(90cmの潜水)[1]
水中に潜ると水圧によって潜水する深さに比例して動脈血圧が上昇する。同時に潜水反射による徐脈とこれに対応する血圧の上昇が見える。

1) Rost R. Herz und Sport. Erlangen: Perimed, 1984. より引用

身体運動時の循環反応

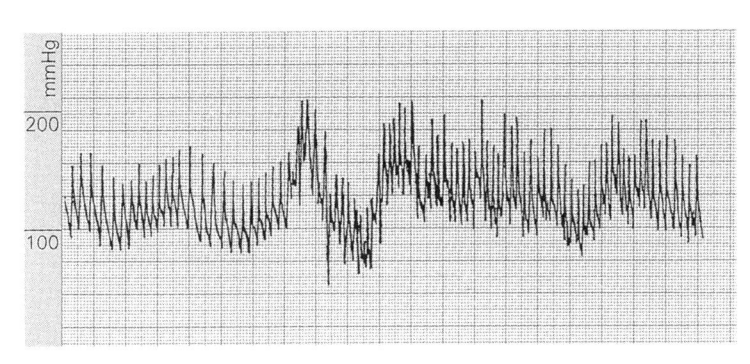

図5.7
若年性高血圧患者がワールドカップサッカーでドイツチームの選手がゴールを決めるのを見ていたときの動脈血圧動態[1]

血圧動態に影響する心理ファクター

多くのスポーツ，中でもとりわけ球技と格闘技では心理的興奮が加わり，アドレナリンが分泌して血圧がより高くなる可能性がある。また例えば高血圧患者がスポーツをテレビ観戦している場合のように（図5.7），運動をしていない場合にも心理的要因により血圧が上昇する。

運動負荷時の循環反応は心拍出量，一回拍出量，心拍数，血圧の上昇によって構成されている。これらの数値の変化は負荷のかけ方でかなり異なる可能性がある。高血圧患者にとって血圧が上がりすぎる運動は好ましくない。血圧は運動負荷，外部からの圧，あるいは心理的な刺激で上昇する。

循環器全体にかかる負荷，特に心臓の酸素需要量は血圧と心拍数の積によって推定できる。血圧と心拍数の二重積の応答は図5.8に示したように運動様式によりかなり異なる。ランニングのような運動では心拍数はかなり上昇するが血圧はあまり上がらない。アイソメトリックのような力む運動では逆に血圧は上昇するが心拍数はあまり上がらない。両運動様式が混在するようなダイナミックな運動では心拍数も血圧も上昇する。したがって，高血圧患者には運動時の心拍数の高さだけで起こりうる危険性を推論することはできない。

1) Rost R. Hämodynamik bei dynamischer und statischer Arbeit. In: Lohmann FW, ed. Hochdruck und Sport. Berlin, Heidelberg, New York: Springer, 1986: 25-33.
より引用

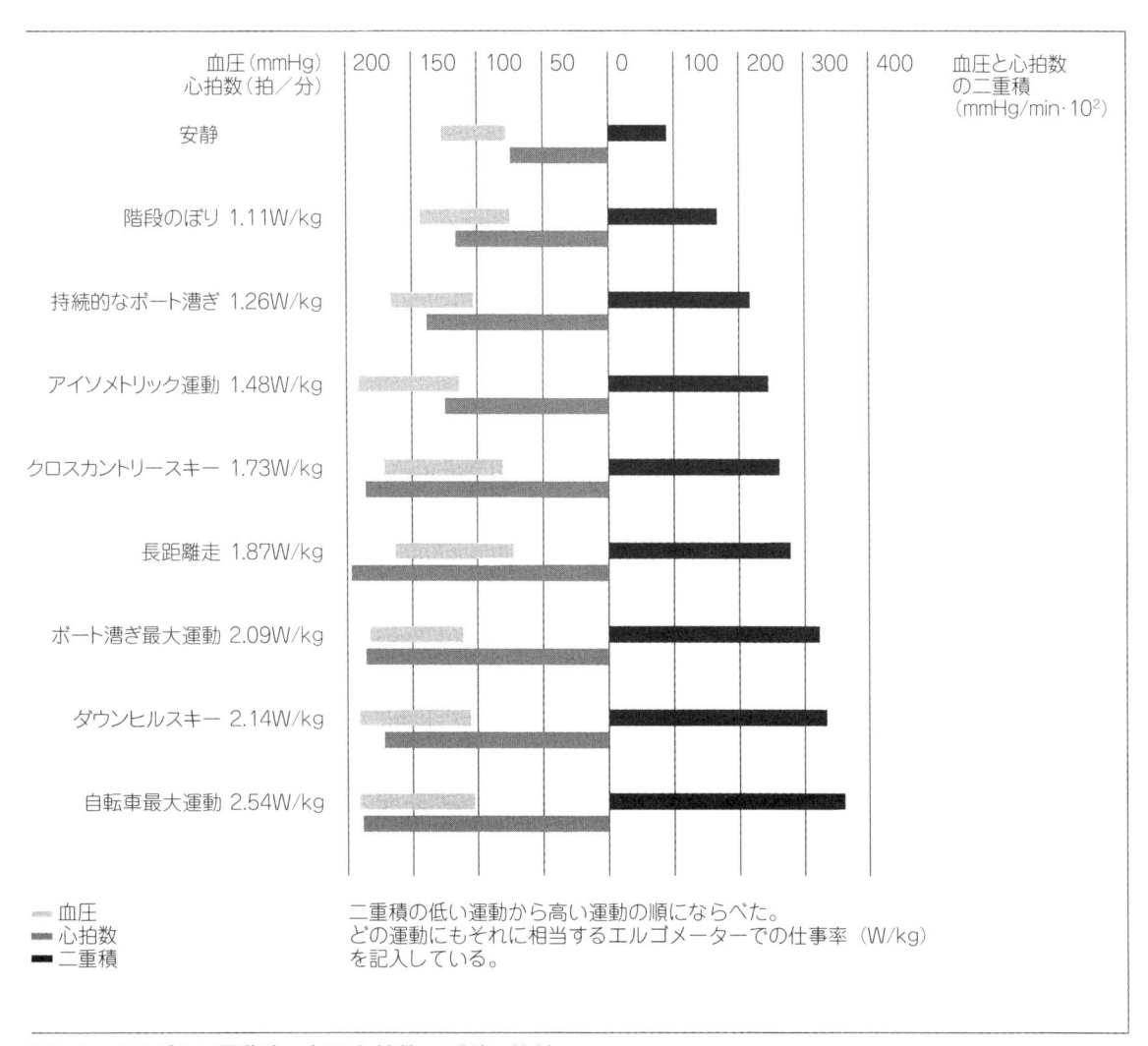

図5.8 さまざまな運動時の血圧,心拍数,二重積の比較

凡例:
― 血圧
― 心拍数
― 二重積

二重積の低い運動から高い運動の順にならべた。
どの運動にもそれに相当するエルゴメーターでの仕事率(W/kg)を記入している。

運動種目(上から):
- 安静
- 階段のぼり 1.11W/kg
- 持続的なボート漕ぎ 1.26W/kg
- アイソメトリック運動 1.48W/kg
- クロスカントリースキー 1.73W/kg
- 長距離走 1.87W/kg
- ボート漕ぎ最大運動 2.09W/kg
- ダウンヒルスキー 2.14W/kg
- 自転車最大運動 2.54W/kg

横軸: 血圧(mmHg)/心拍数(拍/分) 200 150 100 50 0、血圧と心拍数の二重積(mmHg/min・10²) 100 200 300 400

1) Zerzawy R. Hämodynamische Reaktionen unter verschiedenen Belastungsformen. In: Rost R, Webering F, eds. Kardiologie im Sport. Köln: Deutscher Ärzte-Verlag, 1987: 29-41.より引用

6. 心臓血管および代謝への効果的な身体活動
心臓循環系の適応

1週間の身体活動量を、さらに1,200～2,000kcal高めると、心臓血管系に機能的変化を起こす。

スポーツ心臓という組織的変化は、競技スポーツの強度水準で行なわれる持久的負荷によってのみ起こる。

心仕事が効率化し、酸素運搬系の能力が高まると、循環器系メカニズムおよび骨格筋細胞レベルでの代謝能力が高まる。

身体活動を規則的に実施すると、人体の組織の適応現象を引き起こす。この適応は、スポーツ種目によっても、身体の個々の部位へどのような負荷を課すかによっても異なる現象である。健康上の観点からは、まず心臓血管系および代謝系の順応を重視する。身体トレーニングの目的は、生体組織全体の調和のとれた適応にあるべきである。体力には、持久力だけでなく、少なくとも筋力、柔軟性や調整力も等しく必要である。筋組織が発達すると、運動器である骨への負担を効率的に軽減し、器質的欠損による変形を補償する。そのことに留意して、個々の身体部位をそれぞれ考察すべきである。

そこで本章では、循環器系と代謝系のトレーニング効果を個別に示した。なぜなら、それらの効果は身体活動の多い高血圧患者にとって、健康上の観点から特に重視する必要があるからである。本章では、トレーニングの原則的な効果が述べられ、7章で高血圧に治療効果のある身体活動が取り扱われている。身体に起こる機能的適応は段階的に進む。生体はその適応によって効率を改善するのである。まず負荷量を明らかに増大させて適応の過程に組み込み、その過程で組織上の変化を得るのである。

機能的適応

トレーニングの意味を持たない、単なる"運動"という運動負荷がもたらす効果については4章に述べた。それは、調整力を改善し、迷走神経緊張をもたらす植物性機能の状態を改善して、安静時徐脈、そして一定の負荷強度に対しては心拍数の低下をもたらしうる。

"トレーニング"初期には、例えば、筋内で血液分布が変化したり、初期の新陳代謝に変化が起こるといった末梢のメカニズムによって効率が改善し、作業能力が向上する。加えて、身体トレーニングの開始期をある程度経過すると、最大下負荷に対しては、分時心拍出量が減少し、末梢の酸素消費能力が高まる。

血圧*

持久力を指向した健康運動または普及型のスポーツによるトレーニングの範囲では、トレーニング期間の増加に伴って、血圧の変化が生じる（図6.1）。トレーニングの中間期では、一定の負荷強度に対する心拍数（HR）が減少し、それに伴って一回拍出量（SV）が増加する[1]。その際、心拍数の低下と一回拍出量の増加のどちらが始めに現れるかは異論のあるところである[2]。

---

1) Keul et al., 1982; Rost, 1979
2) Clausen et al., 1973

*5章 ダイナミックな運動負荷時の循環反応の節を参照

拡張末期容積の増加：心容積が増加していない場合，一回拍出量の増加は，拡張末期容積（EDV）の増大と収縮末期容積（ESV）の減少によって起こる。

拡張末期容積の増大の原因としては，静脈還流の増加，拡張初期の充填速度の増強，心筋の弛緩が関わる拡張機能の亢進などが考えられる[1]。

後負荷の低下：トレーニングによる収縮末期容積の減少および駆出分画増大の主な原因は，交感神経の活動の減少にある。このことは，等強度の負荷刺激に対して，血中カテコールアミン濃度が低くなることで見分けられる[2]。これに関しては，血球で$β_2$アドレナリン受容体の密度が高まっていることが証明されている[3]。以上のようにして，末梢血管の抵抗の減少が考えられる。

おそらくはこのメカニズムによって，身体トレーニングが動脈圧を低下させうるのである（7章参照）。心臓の大きさが変わっていないにもかかわらず，トレーニングによって一回拍出量が増加することについても，上記の植物性機能の変化が実質的に関与している。

負荷状態では交感神経の活動低下が優勢となる。一方，安静時には，第一に迷走神経の緊張が徐脈と一回拍出量の増加に関わる。

収縮力の低下：鍛錬者の心臓の収縮力は，交感神経活動が減少して低下する[4]。この時，最大収縮力は変化しないため，収縮予備能は高まる。鍛錬者では非鍛錬者よりも一回拍出量が多いが，最大下負荷時の収縮力が減少しても前述のように血圧が変化するので妨げにはならない。

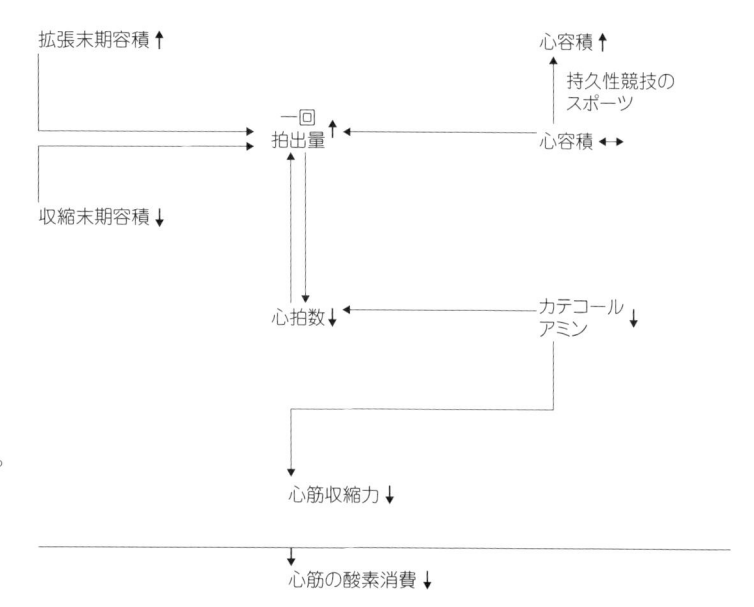

心筋の酸素消費

上に示した機構図のように，鍛錬者の心臓の酸素消費量が安静時ならびに一定の負荷に対して低下し，さらに1拍当たり，および一定の心仕事では，心臓の酸素消費量と基礎代謝量が低下する。このことは，同じ負荷強度では非鍛錬者よりも心筋の仕事効率が向上していることを示している[5]。

> 心仕事能の向上と心筋の酸素消費の低下は，心拡大を伴わなくとも起こりうる。機能的変化により心仕事は効率化され，同時に拡張期が延長して冠状還流が改善される。健康運動または市民スポーツの活動の範囲内で心拡大が起こるとも言われるが，これは病理学的に問題がないことが証明される範囲までの態様のものである。

図6.1
規則的な身体活動における心臓血管系の適応過程[6]

↔ ＝変化なし
↓ ＝減少
↑ ＝増加

1) Staiger et al., 1983; Urhausen und Kindermann, 1989
2) Lehmann et al., 1983
3) Lehmann et al., 1984
4) Wink et al., 1973
5) Heiss et al., 1975
6) Kindermann W. Trainingsauswirkungen auf das Herz-Kreislauf system und den Stoffwechsel. In: Forgo I, ed. Sportmedizin für Alle. Schorndorf: Hofmann, 1983: 14-27.より引用

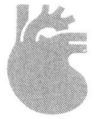

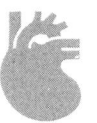

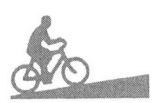

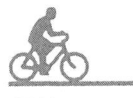

心臓血管および代謝への効果的な身体活動
心臓循環系の適応

図6.2 非鍛練者,鍛練者,心臓病患者の心容積と身体運動能力の図式

非鍛練者　　鍛練者　　心臓病患者

200Watt　　400Watt　　75Watt

形態的適応

心臓の解剖学的な容量が増加するのは,競技スポーツの強度で持久的トレーニングを行なった場合のみに現れると言ってよい。

スポーツ心臓

高い仕事能力を持って,どの面から見ても拡大している心臓は,スポーツ心臓と呼ばれる。この心拡大は,心仕事の予備能力とそれに伴う高い心仕事能力を持つことを意味する。逆に,心臓病患者の心拡大は日々の運動負荷に十分耐えられるように補償的な機序によって成り立つが,心臓の仕事能力はなお少ない(図6.2)。

それに対してスポーツ肺という概念は普及するに至っていない。医学的な見地から,この概念を用いる基盤は無く,スポーツ活動をすることによる肺容量の増加も相対的に少ない[1]。

スポーツ心臓の判断基準:量的負荷が増加すると,4つの心腔すべてが拡大し,壁厚の肥大(生理的な肥大)を伴って筋量が増加する。この場合の心臓の発達は調和的なものとして見なされる。心臓重量の上限は平均的には500g[2]ないし体重1kg当たり7g未満[3]である。

心容積:心拡大の程度は,身体的運動負荷をかける時間,強度,様式によって決まる。持久的な競技スポーツの選手は最も大きなスポーツ心臓を示す[4]。一般的に長距離選手やロード競輪選手は,体重当たりの心容積が最も大きい(図6.3)。

正常な心容積は,男性では体重1kg当たり10～12(13以下)mL,女性では9～11(12以下)mLである[5]。持久的運動負荷が原因の心肥大の上限値は,体重1kg当たり20mLである。この場合には性差はない。しかし,非鍛練の女性の心容積は非鍛練の男性に比べて約10%少ないので,高度にトレーニングをしている女性のスポーツ心臓は幾分小さい。その最大値は,体重1kg当たり16～17mL[6]である。

スポーツ心臓の働き*:安静時および一定強度の運動下では,一回拍出量は明らかに増加し,同時に心拍数は低下する。したがって,分時心拍出量と動静脈酸素較差はほとんど変化しない。

最大一回拍出量と最大分時心拍出量は心容積と高い相関関係があり,スポーツ心臓では非鍛練者の個々の事例の約2倍程にもなる。

最大心拍数には変化がないか,もしくはわずかに低下する。最大動静脈酸素較差はある程度高まる[7]。

安静時と負荷中の血流と血圧との関連は,スポーツ心臓を持つスポーツマンと一般人の間に実質的な相違はない[8]。

---

1) Biersteker und Biersteker, 1985; Hagberg et al., 1975
2) Linzbach, 1948
3) Dickhuth et al., 1985
4) Kindermann et al., 1974; Rost und Hollmann, 1983
5) Kindermann et al., 1974; Reindell und Dickhuth, 1988
6) Medved et al., 1975
7) Kindermann et al., 1974; Reindell und Dickhuth, 1988; Rost, 1979; Rost; 1984; Rowell, 1969
8) Kindermann et al., 1974; Reindell et al., 1960; Rost, 1979; Rost; 1984; Rost und Hollmann, 1983

＊5章,p18～19に関連する基礎的な注釈を参照のこと

図6.3 805人の種目別競技スポーツ選手の心容積の絶対値および相対値[1]

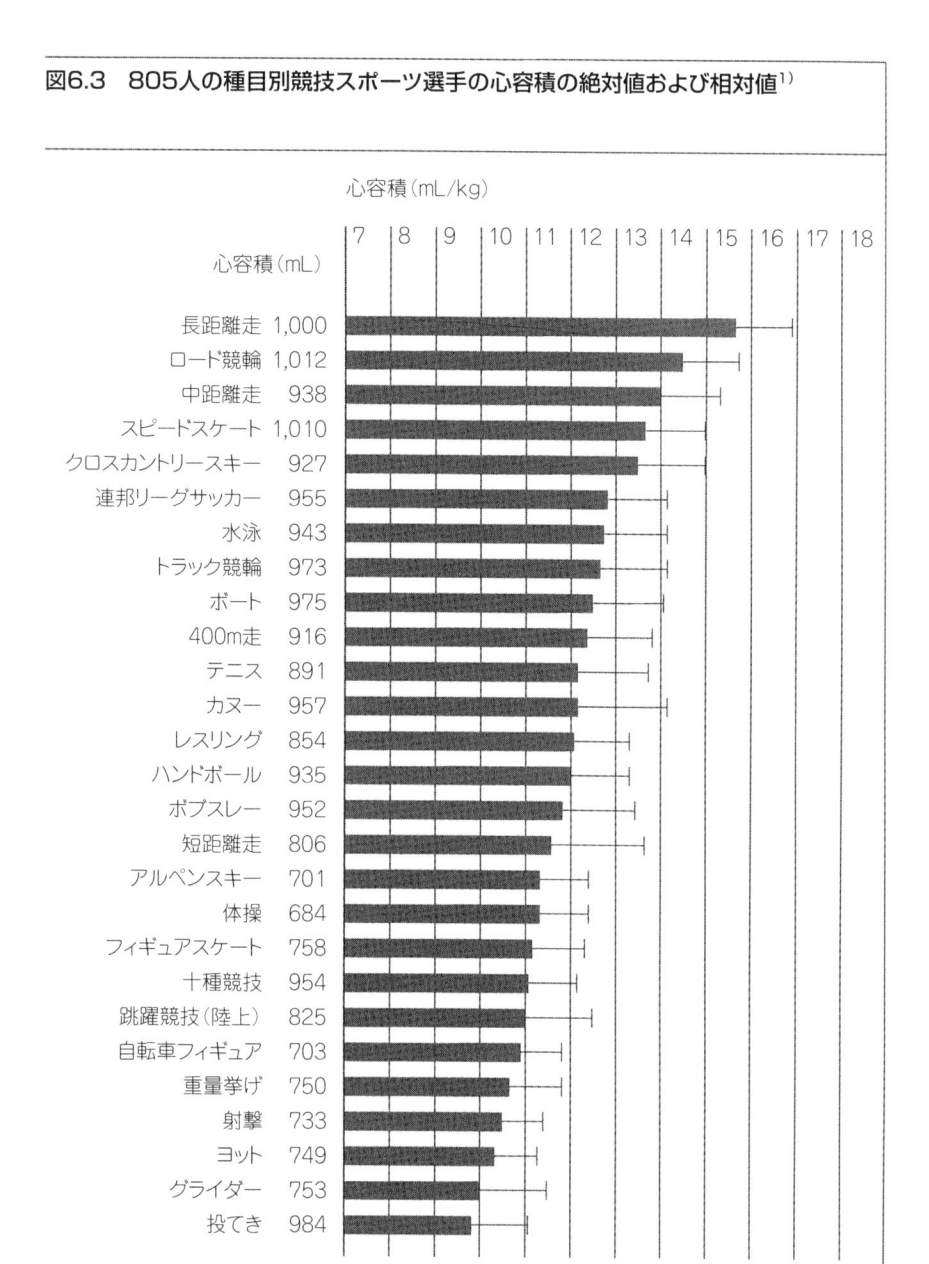

種目	心容積(mL)
長距離走	1,000
ロード競輪	1,012
中距離走	938
スピードスケート	1,010
クロスカントリースキー	927
連邦リーグサッカー	955
水泳	943
トラック競輪	973
ボート	975
400m走	916
テニス	891
カヌー	957
レスリング	854
ハンドボール	935
ボブスレー	952
短距離走	806
アルペンスキー	701
体操	684
フィギュアスケート	758
十種競技	954
跳躍競技（陸上）	825
自転車フィギュア	703
重量挙げ	750
射撃	733
ヨット	749
グライダー	753
投てき	984

スポーツ心臓の心電図：拡大したスポーツ心臓では心電図上の変化がよく見られる。しかし同様の変化は心拡大を起こしていない鍛錬者にも明らかに現れる[2]。心室後部の変化と同様，部分的な興奮発生と興奮伝達が変化することで，迷走神経緊張の高まりに帰するものであり，運動負荷時には交感神経活動が高まって興奮は再形成される。心室群波形に最も多く見られる変化は不完全右脚ブロックである。

1) Kindermann W. Gesundheitssport: Kritisches aus internistischer Sicht. Monatsk ärztl Fortb 1980; 30: 666-75.より引用
2) Kindermann et al., 1974; Reindell und Dickhuth. 1988; Reindell et al., 1979; Reindell et al., 1960; Rost, 1984

心臓血管および代謝への効果的な身体活動
心臓循環系の適応

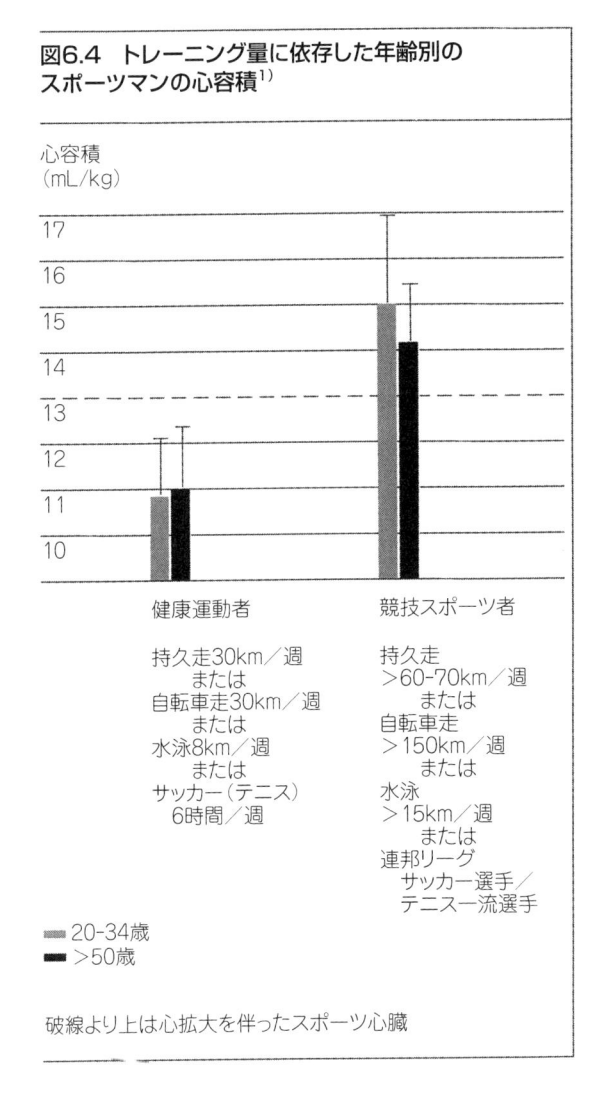

図6.4 トレーニング量に依存した年齢別のスポーツマンの心容積[1]

心容積（mL/kg）

健康運動者
持久走30km／週
または
自転車走30km／週
または
水泳8km／週
または
サッカー（テニス）
6時間／週

競技スポーツ者
持久走
>60-70km／週
または
自転車走
>150km／週
または
水泳
>15km／週
または
連邦リーグ
サッカー選手／
テニス一流選手

■ 20-34歳
■ >50歳

破線より上は心拡大を伴ったスポーツ心臓

スポーツマンにおける拡大心の鑑別診断

心拡大の場合，上限値から見る心臓学的な所見や症状，さらにスポーツ活動を基にして病的心拡大と生理学的心拡大とを区別することは困難である。スポーツマンに見られる心拡大はすべてがスポーツ心臓として解釈されるわけではない。スポーツ心臓自体は競技スポーツ者においてさえ珍しい。

1) bisher unveröffentlicht
2) Rowell, 1969;
   Walter et al., 1985

スポーツ歴：スポーツによる心臓拡大は，健康を指向した運動や，市民スポーツ活動の範囲，例えば週当たり30kmのジョギングや週当たり8kmの水泳程度では起こらない（図6.4）。

図に示すようにスポーツ心臓の拡大が起こるためには（負荷強度十分を前提として），平均して少なくとも60～70kmのランニング，もしくは15kmの水泳を必要としている。この点では図示されるように，中高年者にもスポーツ心臓の拡大は起こりうる。中年になって，競技スポーツの持久性トレーニングを始めると，若年者に見られるような心拡大が起こりうる[2]。

スポーツ活動はいくつかの手がかりによって把握することができる。その場合，週当たりのトレーニング頻度，週当たりのトレーニング量，年間トレーニング時間が考慮される（表6.1）。トレーニング量を考慮する場合，約1時間のスポーツ活動につき1点を与え，その運動距離（km）を申告して，一定強度を達成させることとする。その強度とは，12kmを最低1時間で走ったり，3kmを最低1時間で泳ぐ強さである。

ボート競技やスケート競技のようないくつかの持久性ないし持久性指向のスポーツは，先の表が持つ意味とは異なったスポーツ特有の技術を必要とするので，表6.1に組み込むのは難しい。

短距離走や筋力トレーニングのように，実質的な持久的要素を含まない負荷の場合も，毎日数時間のトレーニングを実施したところで心拡大は起こさない。したがって，この表には示さなかった（図6.3参照）。表の基準Ⅰ，Ⅱ，Ⅲの合計点は，体重当たり心容積との間に高い相関がある（図6.5）。12点以上のトレーニング歴を持つと，スポーツ心臓の拡大は体重1kg当たり13mL以上に及ぶと考えられる。

表6.1 トレーニング歴の評価値[1]

基準値	点数 1	2	3	4	5	6	7	8	9	10
Ⅰ. トレーニング頻度／週	1	2	3-4	5-6	≧7					
Ⅱ. トレーニング量／週										
走る(km)	12	24	36	48	60	72	84	96	108	120 →
水泳(km)	3	6	9	12	15	18	21	24	27	30 →
自転車(km)	30	60	90	120	150	180	210	240	270	300 →
クロスカントリースキー(km)	12	24	36	48	60	72	84	96	108	120 →
球技(時間)										
Aグループ	2	4	6	8	10	12	14	16	18	20 →
Bグループ	3	6	9	12	15	18	21	24	27	30 →
スカッシュ	1.25	2.50	3.75	5.00	6.25	7.50	8.75	10.00	11.25	12.50 →
Ⅲ. トレーニング期間／年	1	2	3-5	6-10	>10					

Aグループ：サッカー，ハンドボール，バスケットボール，テニス　　Bグループ：バレーボール，ファウストボール（拳打ち）

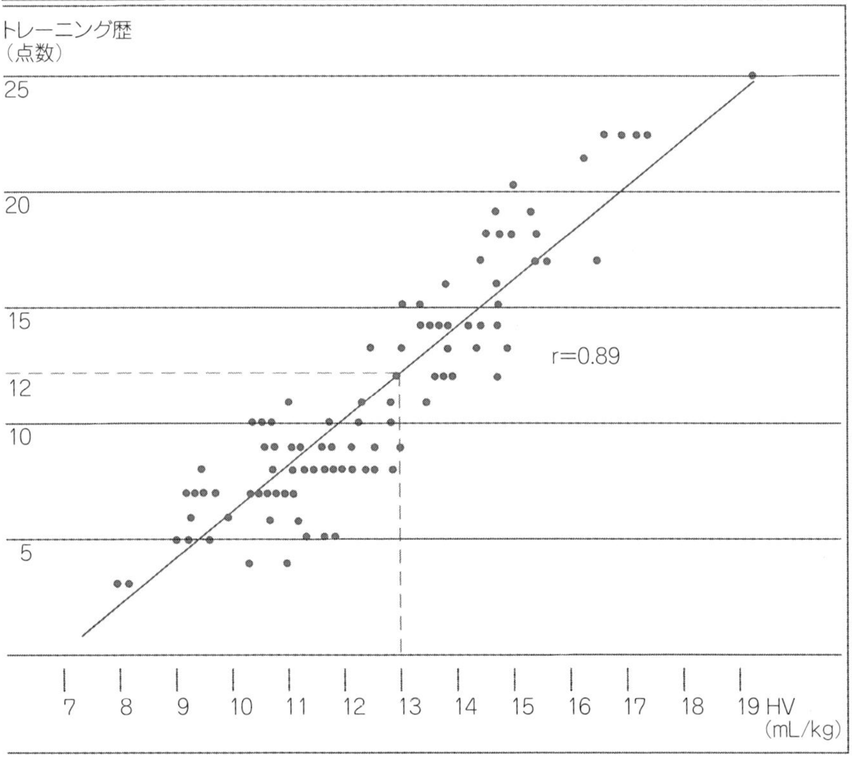

以下に示す事例は，表6.1に基づくトレーニング歴と心容積との関係をさらに明確にしている。

第1の事例は，週に5回（4点），合計70km（6点）を走り，8年間中断せずにこのスポーツを行なっている（4点）。これらは合計14点になり，図6.5からは拡大したスポーツ心臓が見込まれる。

第2の事例は，5年間（3点），規則的に週4回（3点），合計8時間テニスをしている（4点）。結果的には合計10点となり，図6.5の回帰直線に基づくと，心拡大に達するには不十分になる。

図6.5　トレーニング歴（点数）と相対的心容積（HV）との関係

r=0.89

[1] Urhausen A, Kindermann W. Nicht-invasive Differentialdiagnostik vergrößerter Herzen bei Sporttreibenden. Dtsch Z Sportmed 1987; 38: 290-6. Walter R, Schmitt W, Kindermann W. Differentialdiagnose der Herzvergrößerung-Bedeutung der Sportanamnese zur Abgrenzung der physiologischen und der pathologischen Herzvergrößerung. In: Franz IW, Mellerowicz H, Noack W, eds. Training und Sport zur Prävention in der technisierten Umwelt. Berlin, Heidelberg, New York: Springer, 1985: 716-21. より引用

心臓血管および代謝への効果的な身体活動
心臓循環系の適応

X線診断：スポーツ心臓の拡大は，すべての心腔に起こる。左右の変形や肥大は，複合的な僧帽弁不全症の像に似ていて間違う程である[1]。多くの場合，X線学的に生理的心拡大と病理的心拡大は明白に区別される。左心室に優勢かまたはそれに限局した拡大は，スポーツ活動に帰されるものではなく，付随的な病的原因（たとえば高血圧であれば遠心性肥大，大動脈弁機能不全）を有している。

心エコー図：心エコー図検査は，心容積の増加以外にも，左心室の壁厚を評価するのに有用である。持久性トレーニングを行なうと，心拡大が多く起こり，壁厚の増大はわずかである。それに対して，筋力系スポーツの場合のように静的ないしアイソメトリック（等尺性）トレーニングでは，慢性的な負荷による求心性肥大がいくつかの調査で報告されている[2]。しかし，近年の研究でも，この所見は証明には至っていない[3]。

筋力系スポーツをしている人と持久性スポーツをしている人で，心臓の大きさがまったく等しい人を比較すると，左心室の筋量，壁厚，内径はほぼ同値になっている。しかし，対体重で見ると，持久性トレーニングをしている人の個々のパラメータは高い値にある。左心室の壁厚と内径の相関は持久性トレーニング群と筋力系トレーニング群でほぼ同値である[4]。

それに対して，筋肉増強剤を摂取する筋力系のスポーツマンでは，心室壁が肥厚する[5]。中等度の求心性肥大がある心臓の筋量／心容積の値が増加することは筋力トレーニングによって起こるのではなく，高血圧または筋肉増強剤摂取のような付加的な要因に影響されるものとして考えられる。対体重当たりで見る心肥大は筋力系スポーツマンに関しては観察されていない。

境界値：病理学的な変化の鑑別診断には，スポーツ心臓の上限値を見る心エコー図の知識が重要になる。スポーツ心臓では，心臓の拡大や肥大が起こればどの心腔もこれに関わるので，左心室の心エコー図の変化がわずかにしか見られない（表6.2）。拡張末期径は60mm以下がほとんどであり[6]，われわれの研究成果や他の文献では62mmを越えることは稀である[7]。

相応の大きな身体と500Wattの作業能力を持つボート選手について行なったわれわれの研究で[8]，左心室径が66mmの値を確認した。これ程に際だった心室の拡張が起これば，特に，エルゴメーター作業能力の増加がはっきりとしないような場合には，病的な原因，例えば拡大型心筋症などを疑う。

心室壁厚が13mmを越える事例は例外的にみられる[9]。われわれの研究結果では，左心室の拡張末期径は60mmを超えても，心室壁が12mmを超えることは稀である。525Wattの作業能力を持つ一流のボート選手（オリンピック選手）の事例は，中隔壁厚で14mmを示した（表6.2）。

明らかに求心性肥大を生じていて心室壁が14mm以上になれば，一般的に病的と見なされる。多くの原因は，高血圧，肥大型心筋症そして筋肉増強剤の服用等である。過度の筋力トレーニングをしても，そのような心肥大は説明できない。体重が150kgにも達する重量挙げのメダリストにおいてさえ，われわれは高々12mmの心室壁厚しか観察していないのである。中隔壁／後壁厚の比は後壁厚が小さい稀な事例で1.3を超える。左心室の短縮性分画は，スポーツ心臓の場合では正常である。ただし，若干低い場合もあり得る（表6.2）。その場合，同時に拡張末期径が高まるが，それは拡張型心筋症の初期症状とは区別がつかない。

スポーツ心臓であれば負荷条件下で短縮分画が正常化する。

　拡大したスポーツ心臓は，一般に考えられている程は多くなく，競技スポーツを指向した持久性トレーニングによって現れる。筋力トレーニングは，体重当たり心容積の増大も起こさなければ，求心性の心肥大を引き起こすものでもない。

　高血圧のスポーツマンでは，心拡大が生理学上（スポーツ心臓の拡大）の変化なのか，病理学上（求心性または遠心性の肥大）の変化なのかを鑑別診断するのは困難である。心室壁厚が13mmを超えると，ほとんどの場合慢性の圧負荷によって生じていて，スポーツ心臓としての拡大の可能性はまず考えられない。心エコー図上で，健康運動を行なう者，または市民スポーツを行なう者の左心室に拡大を認めれば，それらはほとんど病的な原因を有している。

表6.2　スポーツ心臓における左心室の心エコー図境界値[10]

測定項目	境界値	異常値
EDD(mm)*	62	66 (ボート選手:202cm, 102kg)
壁厚(mm)	13	14 (ボート選手:190cm, 97kg)
中隔厚／後壁厚	≦1.3	1.4
短縮分画	正常	減少↓（22%）

＊:EDD＝拡張末期径

1) Reindell und Dickhuth, 1988
2) Longhurst et al., 1980; Morganroth et al., 1975
3) Dickhuth et al., 1987; Dickhuth et al., 1985; Rost, 1980; Rost und Hollmann, 1983; Urhausen et al., 1989; Urhausen und Kindermann, 1987; Wolfe et al., 1986
4) Urhausen und Kindermann, 1989
5) Urhausen et al., 1989
6) Kindermann und Urhausen, 1991
7) Dickhuth, et al., 1987
8) Kindermann und Urhausen, 1991
9) Dickhuth et al., 1987; Wolfe et al., 1986
10) Kindermann W, Urhausen A. Das Sportherz und seine Abgrenzung gegenüber pathologischen Zuständen. Fortschr Med 1991; 109 (3) : 41-6.より引用

心臓血管および代謝への効果的な身体活動
骨格筋の適応

心臓—血管系の適応が起こるには，同時に骨格筋細胞のレベルでも適応が十分進んでいなくてはならない。心仕事の効率向上と酸素運搬能の増大は，心臓（中枢性）と筋肉（末梢性）の両方の要因によってもたらされる。

機能的適応

持久性トレーニングは，以下に示す骨格筋細胞の代謝の変化をもたらす[1]：
- エネルギー供給源の増加
  （高エネルギーリン酸，グリコーゲン，トリグリセライド），
- 有酸素性の酵素活性の増大，
- ミオグロビン量の増加

形態的適応

持久性トレーニングは，以下に示す骨格筋の構造上の変化をもたらす：
- 毛細血管密度の増加（筋線維の断面積当たりの血管数），
- ミトコンドリアの数とサイズの増加

筋線維タイプ

筋線維タイプ（Type I 線維＝遅い収縮速度；Type II 線維＝速い収縮速度）は遺伝的に決定されているが，トレーニングによっても影響を受ける。競技スポーツ指向のトレーニングではType II 線維からType I 線維に移行し得るが，逆にType I 線維からType II 線維へは移行されない。しかしながら，適切なトレーニングを行なうとどのタイプの筋線維にも酸化能の向上がみられる[2]。

ミトコンドリアの数量やサイズの変化をも含む代謝特性は，トレーニングによって収縮特性の方よりも影響を受けやすい。例えば，スプリントのような無酸素的な負荷に対しては遺伝因子は，長距離走のような有酸素的な負荷よりも大きな意味をもつ。

乳酸の動態

骨格筋細胞における酸化能の増加は乳酸動態の変化で説明される。運動負荷漸増法によるエルゴメーターで求めた乳酸産生量—仕事率関係曲線は，有酸素性作業能力の改善に依存して右方向へ移行する。血中乳酸濃度は，等強度の負荷条件下では非鍛錬者より鍛錬者の方が少ない（図6.6）。

今では，運動療法は血中乳酸濃度が望ましく変化するように適切な強度を設定するようになった。図6.7は，トレーニングを規則的に継続している冠動脈患者の乳酸産生量—仕事率曲線を示している。3年を経過してAT（無酸素性作業閾値）の個人値は50Wattから125Wattに改善されている。

炭水化物代謝

血中乳酸の水準は，運動初期には異なるエネルギー供給機構について測定されるために濃度の面で著明な差が現れることがあるが，血中グルコース濃度は実質的にはほとんど変化を示していない（図4.2を参照）。グルコース濃度のみを観察していると，トレーニングに依存した差違を見きわめるのは難しい。

それに対して血中インスリン量を同時に調べると，トレーニングによる影響は歴然とする。鍛錬者の場合は，グルコースの合成が変化していなくても低いインスリン含量を示している。その理由としては，末梢のインスリン受容器の感受性が高まること，もしくはインスリン分泌量が減少し，そしてクリアランス（＝インスリン清掃率）が加速的に上昇したときに，インスリン受容器が増加すること，あるいはこれら両者が重複しておこることなどがあげられる[3]。特に糖尿病患者

1) Berg et al., 1979;
   Howald, 1982
2) Howald, 1982
3) Björntorp et al., 1970;
   Galbo, 1981

図6.6　身体作業能別にみたトレッドミル労作における乳酸生成量−仕事率曲線（Schnabel）[1]

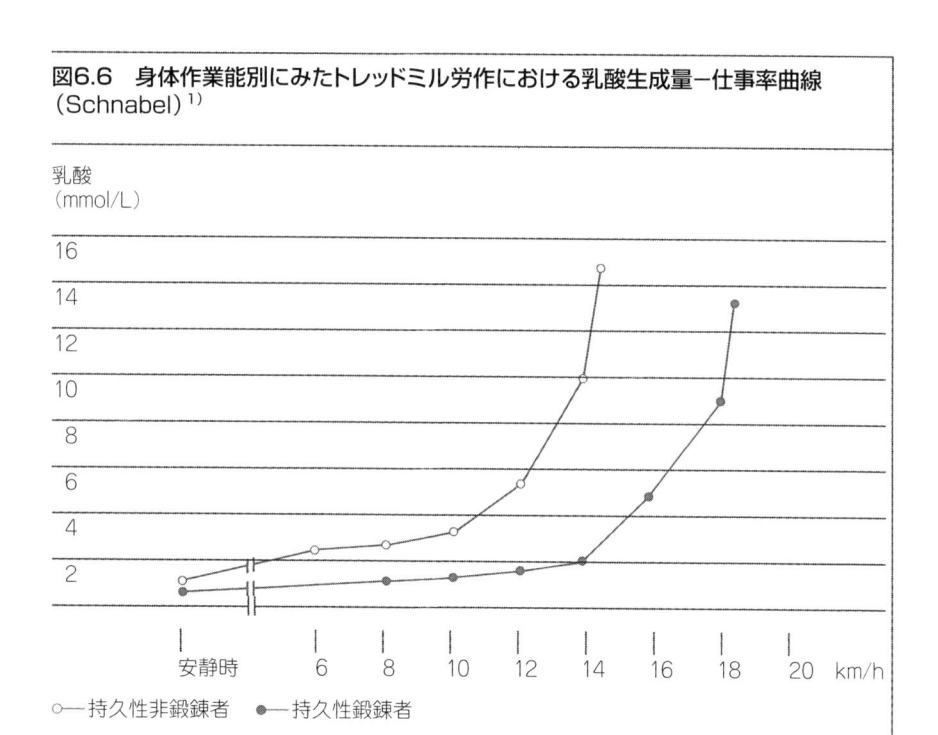

乳酸（mmol/L）

○──持久性非鍛錬者　　●──持久性鍛錬者

図6.7　トレーニングを定期的に実施した冠動脈患者の乳酸生成量−仕事率曲線の右方向への移行（Kindermann）[2]

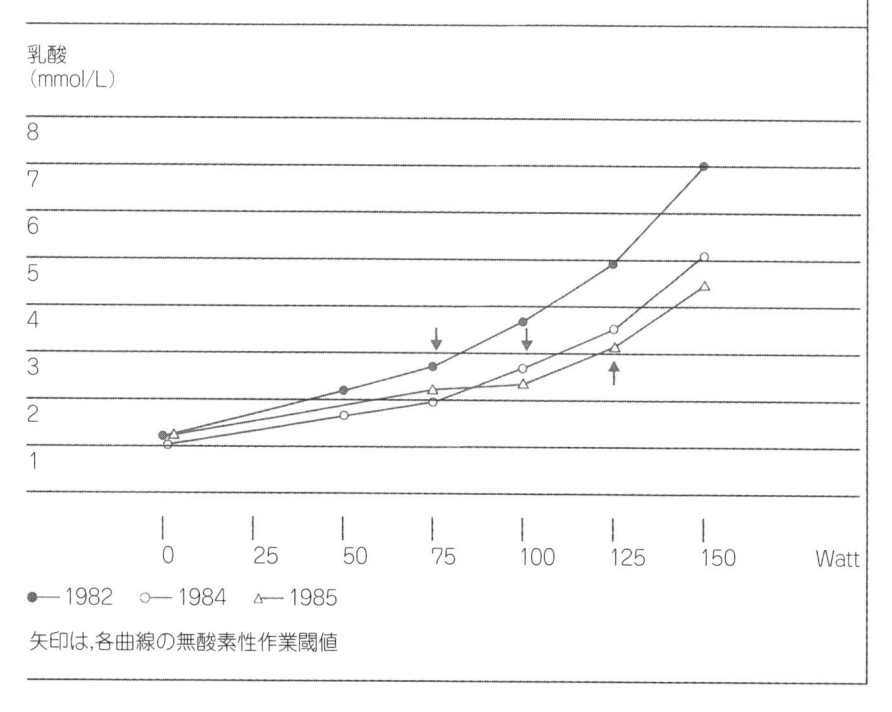

乳酸（mmol/L）

●──1982　　○──1984　　△──1985

矢印は，各曲線の無酸素性作業閾値

1) Schnabel A. Möglichkeiten und Grenzen ergometrischer Belastungsverfahren. Monatsk ärztl Fortb 1980; 30: 768-77.より引用
2) Kindermann W. Laktatdiagnostik II. In: Reindell H, Bubenheimer P, Dickhuth HH, Görnandt L, eds. Funktions-diagnostik des gesunden und kranken Herzens. Stuttgart, New York: Thieme, 1988: 221-8.より引用

心臓血管および代謝への効果的な身体活動
骨格筋の適応

図6.8 40〜60歳の長距離走者,混合運動の鍛錬者,非鍛錬者,冠動脈性心臓病患者におけるHDLコレステロールと総コレステロール,およびLDLとHDLコレステロールの割合[1]

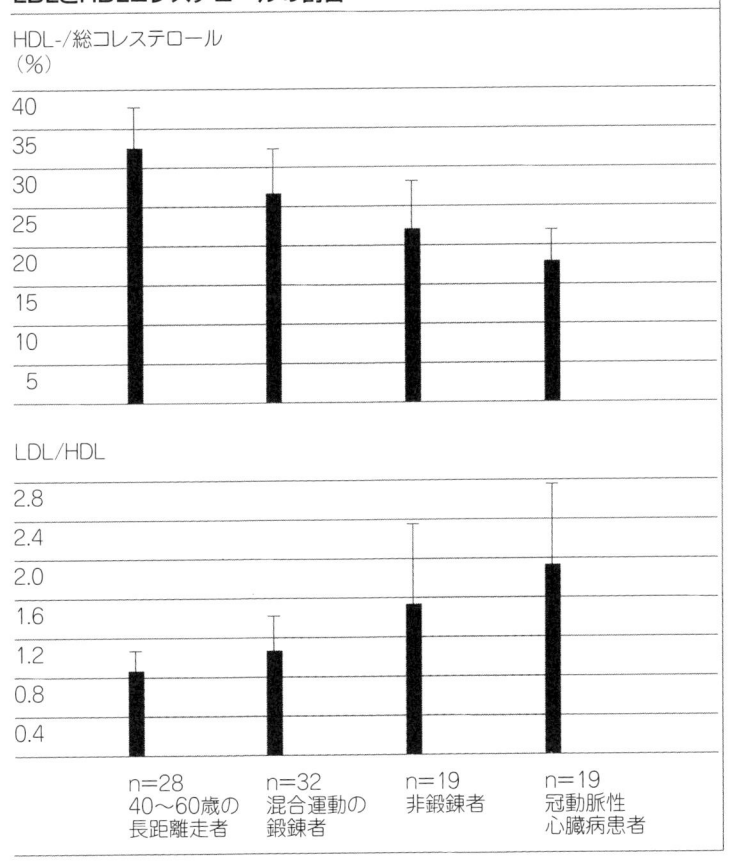

HDL-/総コレステロール（%）

LDL/HDL

n=28 40〜60歳の長距離走者
n=32 混合運動の鍛錬者
n=19 非鍛錬者
n=19 冠動脈性心臓病患者

1) Schnabel A, Kindermann W. Lipoprotein cholesterol in different physical activities. Klin Wochenschr 1982; 60: 349-55.より引用
2) Berg und Keul, 1984; Berg und Keul, 1985; Dufaux et al., 1982; Frienmann und Kindermann, 1989; Goldberg und Elliot, 1987; Kullmer und Kindermann. 1985; Wood et al., 1984
3) Sinzinger und Virgolini, 1988

にとっては，この物質代謝適応が有効になる（7章も参照のこと）。

脂質代謝

身体トレーニングは脂質，リポタンパク，アポリポタンパクに影響を及ぼしている。代謝的にはトリグリセライド出納の加速と，循環される遊離脂肪酸の高い利用度によっている。末梢のリポタンパクリパーゼとレシチンコレステリン・アシルトランスフェラーゼの活性は高まってくる。これに対して，HDL-コレステロールの分解を促しその値を下げる肝性トリグリセライドリパーゼの活性は低下する。この場合，血中のトリグリセライドが減少するだけでなく，循環タンパク質もまた量的に変化する[2]。

鍛錬者は労作する骨格筋によって脂肪酸の酸化能が高まっているだけでなく，脂質代謝に関連してアテローム性の危険因子を効率的に改善している。横断的および縦断的な調査によると，身体トレーニングでは若年層にも中高年層にもHDL-コレステロール値の増加と危険指数であるLDL/HDL比の低下を明確にしている（図6.8）。持久性トレーニングを行なっている鍛錬者は，混合運動のスポーツの鍛錬者（例，球技系スポーツマン）よりもリポタンパクとアポリポタンパクの代謝に有利な面を有しており，それはそのまま非鍛錬者と比べた場合の利点になる数値である（図6.9）。

止血

心臓−血管系と骨格筋に直接関わることではないが，この項ではもう一つのトレーニング効果になる止血の変化を述べておく。

急激な身体労作の後では血小板の活性が高まって凝血が起こりやすくなる。それに対してトレーニングを行なうと血小板の粘性と凝集性が低下し，さらにフィブリン溶解の活性が高まる[3]。鍛錬者の場合，血小板の凝集性が低下する実質的な原因は血中カテコールアミン量の減少であると考えられている。

図6.9.1　最大酸素摂取量

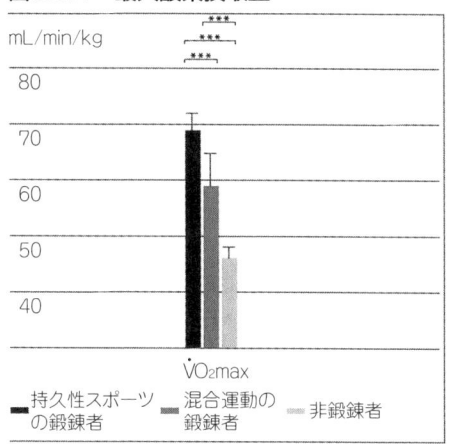

図6.9.2　脂質, リポタンパク, アポリポタンパク

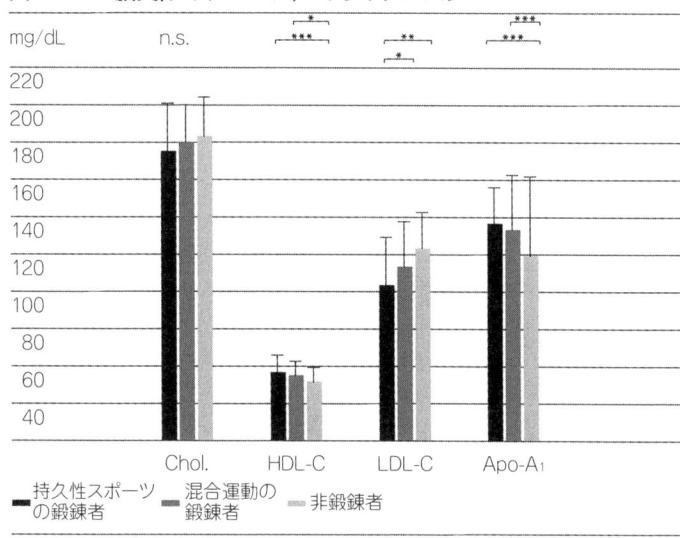

図6.9.3　リポタンパクとアポリポタンパクにおける指数

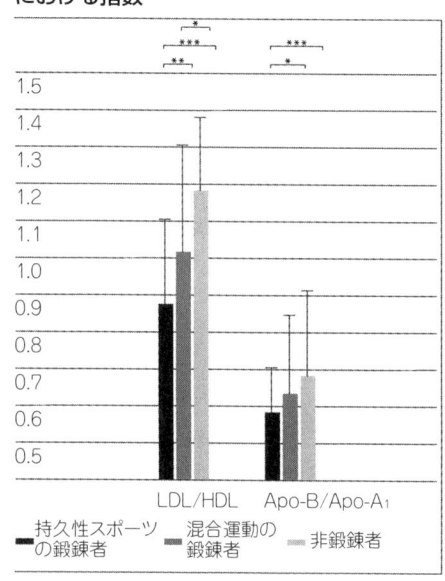

図6.9.1～図6.9.3　持久性スポーツおよび混合運動の鍛練者, そして非鍛練者における最大酸素摂取量, 脂質, リポタンパク, アポリポタンパク, リポタンパクとアポリポタンパクの指数[1]

1) Kullmer T, Kindermann W. Apolipoproteine und Lipoproteine bei unterschiedlicher körperlicher Aktivität und Leistungsfähigkeit. Klin Wochenschr 1985; 63: 1102-9.より引用

心臓血管および代謝への効果的な身体活動
骨格筋の適応

身体活動量の意義と疫学的研究

　スポーツによる健康上の一般的な価値，そのなかで特に高血圧患者に対するその価値を問えば，その場合，心臓病予防上の効果が何よりも優先視される（後者については，7章"疫学的研究"を参照）。このために考えられるメカニズムとしては，まず第一に前述の心臓循環系と代謝系の効果が考えられる。70～80年間も継続された疫学的研究は，推測の域にあった心臓病予防法に科学的知見を数多く提供してきた[1]。これら従来の研究成果では，以下の所見が一致して示されている：

・規則的な身体トレーニングは冠動脈疾患の危険性を減少する。冠動脈性心臓病の罹患率は身体的非活動者と比べて，約50％低い。
・寿命の伸びに関しては答えがさまざまである。Paffenbargerら[2]は自らの研究のなかで，約2年の延長を見積もった。どの報告でも一様に定期的なトレーニングは，特に冠動脈性の死亡例を減少させ得ることを示している。
・身体トレーニングは，他の心臓病危険因子を有していてもその存在とは無関係に，心臓病予防効果をもたらしている。例えば，持久性トレーニングを実施した高血圧患者は，このトレーニングをしなかった患者よりも冠動脈の危険性が少ない。
・運動不足は，古典的な危険因子といわれている喫煙，高コレステロール血症，高血圧などに比べると，危険因子としての重要性は少ない。身体トレーニングがプラスになることに比べて運動不足がマイナスになることの影響は少ない。
・以前に活動的であって，その後の生活が身体的に非活動になった競技スポーツ選手では，日常，非活動的に暮らしてきた人達と同程度に冠動脈性の危険性を有している。

トレーニング効果の獲得

　スポーツは，さまざまな身体的ならびに心理的な活動のための上位概念である（4章参照）。必ずしもすべてのスポーツ種目，さらにすべての運動負荷様式が心臓病予防上のトレーニングとして適しているわけではない。持久走やクロスカントリースキー，トレッキング，サイクリング，水泳，ボート漕ぎのような種々の持久性指向の負荷，あるいはゲームのなりゆきにもよるが，球技ゲームなどでは，求められる心臓循環系や代謝系の適応，あるいはうっ血の改善を引き起こすものである。一方，筋力トレーニングは，的確な条件のもとでは代謝と心臓循環系に益するという研究報告も出されているが[3]，理論的には心臓病予防に役立つトレーニング効果はない。

　トレーニングの強度は，心臓血管系の最大運動耐容能に対し少なくとも60％を課す必要がある。そのためには，これを実践する場合およその目安となる心拍数を助けとして比較的簡単に置きかえができる（10章参照）。このトレーニング時心拍数は《180−暦年齢》になる。ジョギングでは，適正心拍数はほとんどの場合高めになるので《200−暦年齢》まで上げてもよい[4]。1回のトレーニングは30～45分の持続時間で十分である。身体活動は週に3～4回実施する。1回に2時間かけてトレーニングするよりも，3回に分けて各40分実施した方が効率がよい。

　疫学的研究[2]によれば，心臓病予防上の効果を得るうえではスポーツによるエネルギー消費量が週当たり1,200～2,000kcalを追加消費する必要がある（日常生活の活動量を一定とする）。このエネルギー代謝量は30～45分間のスポ

---

1) Heyden und Fodor, 1988;
　Kannel et al., 1986;
　Leon et al., 1987;
　Morris et al., 1980;
　Paffenbarger et al., 1986;
　Pekkanen et al., 1987
2) Paffenbarger et al., 1986
3) Hurley und Kokkinos, 1987
4) Kindermann et al., 1980

ーツ活動を週に3〜4回実施すれば達成される。

内科的見地において，健康づくりのトレーニングによる積極的な効果は第一に心臓循環系と代謝系にみられるが，同様に自律神経系の調節にもあらわれる（表6.3）。持久性指向の市民スポーツや健康スポーツは迷走神経緊張と交感神経の活動によって機能的で末梢性（心臓外の）の適応が優先的に引き起こされる。これによって，等強度の負荷では一回心拍出量の増加と心拍数の減少を伴う血流動態の変化が起こり，さらに心筋の酸素消費量も減少する。

心臓循環系の適応は，最終的に心仕事の効率化が筋や代謝系の改善によって進められるので，前述のものと切り離して考えなくてはならない。骨格筋細胞の酸化能力の向上は，乳酸産生量と仕事の関係曲線を右方向へ移行する。アテローム形成の危険性は炭水化物と脂肪の代謝が改善するのに伴って低くなる。結果的にうっ血の改善は，さらにもう一つの冠動脈疾患予防上の機構として考えられることになる。

競技スポーツの活動では，この適応は量的にさらに増強される。つまり，心臓のサイズが変化する。骨格筋では筋自体の収縮特性が変わり，速筋線維（TypeⅡ）が遅筋線維（TypeⅠ）に転換され得る。

表6.3　持久的な市民スポーツと健康スポーツの身体活動で得られる適応

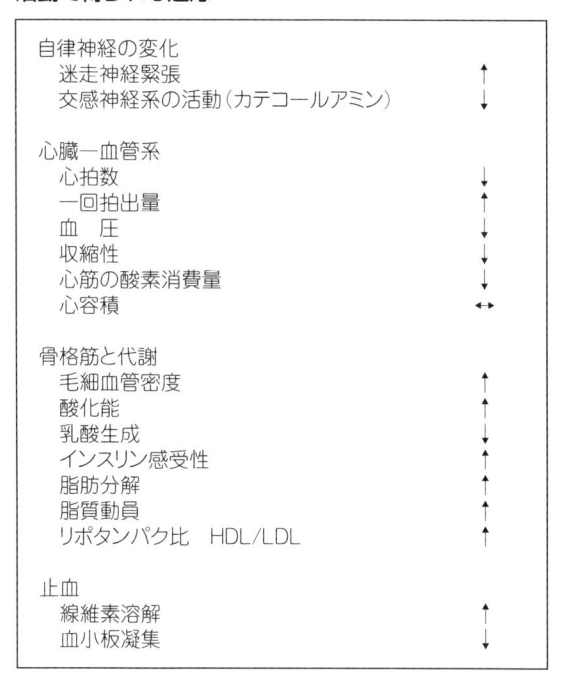

自律神経の変化	
迷走神経緊張	↑
交感神経系の活動（カテコールアミン）	↓
心臓−血管系	
心拍数	↓
一回拍出量	↑
血　圧	↓
収縮性	↓
心筋の酸素消費量	↓
心容積	↔
骨格筋と代謝	
毛細血管密度	↑
酸化能	↑
乳酸生成	↓
インスリン感受性	↑
脂肪分解	↑
脂質動員	↑
リポタンパク比　HDL/LDL	↑
止血	
線維素溶解	↑
血小板凝集	↓

7. 高血圧に対する身体運動の治療効果

スポーツは降圧薬や高血圧の一般療法，特に減量の効果を増強させる。その上，運動自体に降圧作用がある。何よりも身体活動を通して患者は健康が他人から治療を受けて手に入れるものではなく，積極的に手に入れなければならないものであるということを学ぶのである。

一過性の身体的トレーニングによって血圧は上昇する。しかし，負荷が終わるとそれとは逆にしばらくの間さまざまの血圧低下をきたす。この血圧低下は活動している筋肉と熱放散のために皮膚への血流増加によって血管抵抗が低下しておこる。このメカニズムは明らかである。けれども，トレーニングによって長期の血圧低下を起こし得るかどうかは今ひとつ不明確である。

それをこえて，身体活動の治療的意味を科学的に証明することは難しい。運動トレーニングによる血圧低下の程度は比較的小さく，身体活動は体重減少や発汗による塩分喪失を伴い，それらによっても血圧は低下するので，その結果，トレーニングによる直接の血圧降下作用はしばしば否定されるようである。

身体活動の高血圧への影響については多数の縦断的，横断的研究がある。Fagardがまとめた文献（表7.2と7.3）は，身体活動は真に独立した血圧降下作用があることを示している。身体活動の降圧効果が比較的わずか（5〜10mmHgの範囲）であることは決して失望させるものではない。なぜならほとんどの高血圧患者は軽症高血圧であり，わずかの降圧で十分であるからである。つまり，身体活動は幅広い一般療法であり，スポーツによって間接的に降圧を増強させることができるのである。

高血圧に対する身体活動の間接的効果

1．肥満の体重減少

高血圧患者の一般療法として体重減少が重要であることは疑いない。しかし，スポーツによる体重減少はしばしば過大評価されている。例えば，30分のジョギングでのエネルギー消費はたかだか300kcalで，約50gの体重減少にすぎない（体重1gには脂肪だけでなく水分や結合組織も含まれている。体重1gイコール6kcalと思えばよい）。50gやせようと思えば，例えば，一日当たりビール1本少なめに飲めば同じ効果がある。しかし，こういう計算をすると長く継続するときの効果は忘れがちである。すなわち，毎日30分ジョギングすると月々1.5kg，年間18kg位やせることができる！ この問題については13章を参照のこと。そこでは特に，トレーニングの同化作用を低カロリー食品摂取だけで減量する異化作用の効果と比較し，トレーニングはスポーツをしていない時でも体温を上昇させる作用があることについて述べている（p109）。

2．発汗による塩分喪失

食塩制限は高血圧の食事療法の基本である。汗を出すスポーツはこの食塩制限を手助けすることができる。このことをスポーツをしている高血圧患者に説明すべきである。多くの運動愛好家は汗で失った塩分は飲み物でとりもどさねばならないと思っている。しかし，それではスポーツの治療効果はなくなる。現在の食事中の塩分量はかなり高くていくらスポーツをしても塩分が足りなくなる危険性はほとんどない。しかし，食事に少ないカリウムとマグネシウムはフルーツジュースやマグネシウム入りのミネラルウォーターで必ず取り戻した方がよい（13章p108）。

3．交感神経と副交感神経のバランスの偏位

スポーツ愛好家は安静時徐脈に見られるように副交感神経優位になる。このことによって末梢血管抵抗の減少をきたす。

4．リスクファクターの減少による動脈硬化の危険性の除去

トレーニングすると動脈硬化の危険性は低くなる。特に強調したいのはLDL/HDL比への効果である（6章参照）。場

合によっては，糖尿病のコントロールがよくなることもある。動脈硬化や高血圧の原因の一つと考えられる精神的ストレスが運動により少なくなる。日常生活でのリスクファクター，たとえば喫煙がスポーツ習慣によりなくなることがある（"スポーツ愛好家はタバコを吸わない！"訳者注：ドイツのことわざ）。

5．コンプライアンスの改善

自覚症状がないということが，高血圧患者を治療する上で重要な問題である。

一般療法（減量，減塩，禁煙）や副作用を伴う降圧薬の服用など，ほとんどすべての高血圧治療はみな，生活の質（クオリティオブライフ）を損なう。それゆえ，しばしば高血圧患者は治療が継続しない。身体的トレーニングは生活の質を改善させる唯一の治療法である。それゆえスポーツをしている高血圧患者は医師に正しく説明してもらえば必要な薬をきちんと飲むようになる。もし高血圧患者が森を歩けば，体重を10kg落とせるだろう。間違った食事や喫煙をすれば，達成した効果はなくなるので，定期的に長距離走をする"苦労"は彼らにはかなり無意味だと思える。

身体運動の降圧に対する有効性についての科学的研究

スポーツの健康上の意義について科学的に証明することは難しい。なぜなら，古典的な二重盲験交叉法という伝統的な証明法が使えないからである。しかし，スポーツが健康に良いとか寿命を長くできるとかという根本的な問題とは対照的に，運動の高血圧への効果は血圧という単純な，比較的短い時間で結果がでる値で立証される。

研究はまだまだ十分ではないが，高血圧と運動についての研究はあまりにも多くすべてをここで述べることはできない。興味ある人は総説を参照してほしい[1]。その中でもFagardによるものが推薦できる。

手に入るデータをすべてまとめてみると，重要な観点は次のように述べられる。運動には適度な独立した降圧効果が認められる傾向にあるというのがいい得ることである。

高血圧治療での運動療法の有効性については次の順で進められる。：動物実験，疫学，介入試験

今までの運動療法に関しての動物実験は非常に数が少ないし，あってもそのほとんどが高血圧ラットを用いたものである。ラットを用いての結果は一定していないし，ヒトの高血圧にあてはめるには限度がある。それゆえ，動物実験の結果はここでは述べない。

---

[1] Dodeck, 1984; Fagard, 1987; McMahon und Palmer, 1985; Seals und Hagberg, 1984

高血圧に対する身体活動の治療効果

表7.1 3172人のトップクラスの男性スポーツマンと1513人のトップクラスの女性スポーツマンの数値[8]

スポーツ種目	n♂♀	P_s >150	P_s >160	P_d >90	P_d >100
格闘技種目	362	1.1	0.3	3.3	0.3
	67	1.5	–	1.5	–
陸上種目	442	3.5	1.1	3.6	0.2
	282	1.7	1.1	1.7	0.3
自転車種目	157	1.9	–	2.5	–
	42	–	–	–	–
筋力系種目	83	2.4	1.2	6.0	1.2
	11	(9.1)	–	–	–
球技系種目	770	2.6	0.6	5.8	1.0
	301	–	–	2.0	0.3
カヌー／ボート漕ぎ種目	318	2.8	0.6	3.8	0.6
	125	–	–	–	–
水泳／潜水種目	233	1.3	0.4	5.6	0.8
	205	1.0	–	0.5	0.5
その他の種目	807	2.3	0.4	4.2	0.5
	480	0.2	0.2	1.2	0.6
総計	3172	2.3	0.6	4.4	0.6
	1513	0.7	0.3	1.2	0.3

高い収縮期血圧(P_s)と拡張期血圧(P_d)を持つ頻度をパーセントで表している
(H.Heckがまとめたドイツスポーツ科学研究所のデータ)

1) Kral et al., 1966
2) Pyorala et al., 1967
3) Saltin und Grimby, 1968
4) Paffenbarger et al., 1983
5) Karvonen et al., 1961
6) Cassel et al., 1971; Paffenbarger et al., 1977
7) Hickey et al., 1975
8) Liesen H et al. Der Hochdruckkranke als Leistungssportler. In: Holzgreve H, Rost R. Aktuelles und Kontroverses aus der Hochdruckforschung. München: MMV Medizin, 1984: 187-98.より引用

疫学的研究

運動している人には高血圧が少ないという印象をよく持つ．すなわち，体を動かしていない人が高血圧患者の特徴のようだ．もちろんこのことを疫学的に証明するのはかなり難しい．この点について横断的調査はほとんど役に立たない．

横断的調査：Kral[1]は，27,000人の運動愛好家では1％の高血圧患者がみられ，これは年齢補正した対照群よりはるかに少なかったことを見出した．同様の結果をフィンランドのスポーツマンについてPyorala[2]が報告している．われわれは，約5,000人のトップクラスの公認強化選手でそれぞれのスポーツ種目において3～5％の頻度で高血圧を見出していることを報告した（表7.1）．Saltin[3]はスウェーデンの現役と引退した運動競技選手の間では高血圧の罹患率に差がみられなかったとしている．

これらの矛盾した結果は，高血圧は若年者には稀であるという事実だけからでも生じうる．ある集団ではトレーニングの結果の相違として示しているが，年齢が異なる集団の相違はほとんど役にたたない．その点について，多くの要因が関係している．特に考えられるのは，スポーツ選手は特別の健康な集団であるという選択がかかっているということであり，トレーニングの影響に重きをおきすぎているということである．

余暇時間における身体活動についての報告もはっきりしていない．上述したのと同様の要因が関係しているかもしれない．他の可能性は，平均的な余暇の運動が身体運動で血圧を下げる範囲には届いていないことである．これらのことは，Paffenbarger[4]の研究結果を引用した次項の"追跡的縦断的研究"に指摘されている．

同様なことが職業的な身体活動についてもあてはまる．否定的な報告[5]とともに身体活動の高い職業には高血圧罹患率が低いという肯定的な報告[6]もある．Hickey[7]は，平均血圧は職業に関連した身体活動ではなくて余暇時間の身体活動に依存していたと報告している．同様のことが，喫煙習慣，体重，コレステロール値についてもあてはまるとしている．職業と余暇における身体活動の対比は，特に健康を意識した生き方を提案するようなものではない．

追跡的縦断的研究：この研究は特に学問上説得力のある研究である．残念ながら高血圧に関するこのような研究は，ハーバード大学に入学して15～50年たった卒業生15,000人の正常血圧者を6～15年間，身体活動の程度により高血圧の発

生をみたPaffenbargerらによる研究一つがあるにすぎない[1]。

彼によると観察期間に681人の元大学生で高血圧が発症した。余暇時間に適度な運動，すなわち，ゴルフ，ボウリング，野球をしている人々の高血圧発症頻度は運動をしていない集団と比較して差はなかった。しかし，強い運動をしている群は，高血圧発症のリスクが35％も減少した。強い運動というのは，少なくとも1分あたり10kcalのエネルギーが使われるスポーツで，ジョギング，テニス，スキー，長距離走などがあてはまる。運動によって一週間に2,000kcal以上消費する人は，そうでない人に比較して高血圧の頻度は30％低い。この結果は年齢と関係がなかった。当時35〜74歳のすべての年齢階層において高血圧発症率が低かった。

運動自体でよりも，運動して体重減少が起こって，血圧が下がることはよく知られているが，この研究の興味ある点は，肥満である人ほど運動の効果がでていることである。20％以上肥満である人では運動習慣のある人の方が運動してない人より高血圧の頻度は58％低い。しかし，20％以下の体重過剰状態の人では運動している人の方がしていない人より15％低い（図7.1参照）。

特に大学を卒業してから初めて太り始めた人にとって運動は有意義であった。卒業以来3％以上体重が増加した人で運動習慣のある人は，同年代の同体重の人より高血圧の罹患率が43％も低かった。体重増加がそれ以下の人は，高血圧のリスクが25％低かった。

この結果は身体的運動の降圧効果の価値を証明し，過体重の人への運動の利点を示した。正常体重者では高血圧の人は少なく，スポーツは脂肪組織を取り除くことによって体重減少を引きおこすと考えればわかりやすい。

しかし，この研究の成果は身体運動の効果は決して体重減少だけではないことを示していることである。運動している肥満者は，していない肥満者より高血圧が少なかったという事実は，身体的運動が脂肪組織を筋肉組織へ変換させたという重要な作用があるように考えられる。

脂肪組織が多いと高血圧になりやすいことの因子として次のものが考えられる。心拍出量の増加，体液量の増加，高インスリン血症や高アルドステロン血症によるナトリウム貯留の増加，カテコールアミンの増加，エンドルフィンの低下である。

もちろん逆の結果を示した文献もある。Björntorp[2]は，血圧の減少と脂肪組織の減少には何の相関もないとしている。

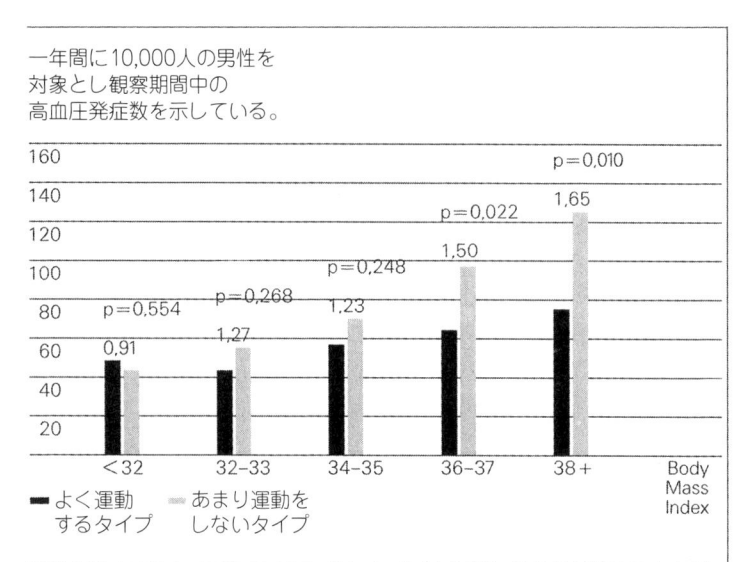

一年間に10,000人の男性を対象とし観察期間中の高血圧発症数を示している。

Body Mass Index	よく運動するタイプ	あまり運動をしないタイプ	p値
<32	0.91		p=0.554
32-33		1.27	p=0.268
34-35	1.23		p=0.248
36-37		1.50	p=0.022
38+		1.65	p=0.010

運動を良くするタイプとあまりしないタイプを比較しその相対的リスクを棒グラフで表した。

図7.1　ハーバード出身者の体重（Body Mass Indexとして示す）と身体的活動に着目したときの高血圧になる相対的リスクを表した[3]

1) Paffenbarger et al., 1983
2) Björntorp, 1982
3) Paffenbarge R et al. Physical activity and incidence of hypertension in college alumni. Am J Epidemiol 1983; 117: 245-57.より引用

高血圧に対する身体活動の治療効果

介入試験：疫学的研究がわずかであり，結果が明らかでない一方，身体的運動の血圧への直接的な影響についての研究はあまりにも多いので，すべての文献を個々に述べることはできない。そこで，ここでは14の介入試験をまとめたFagard[1]と12の介入試験をまとめたSeals[2]の論文の内容を引用して述べる。

残念ながらこれらの研究のすべてが方法論的に満足できるものではない。例えば正常血圧者についての研究も含まれており，正常血圧者の生理的状態は，高血圧患者の状態と異なっているかもしれない。それゆえ，そのような研究は除くことにした。

さらに，高血圧患者の非運動群がない，運動期間が短い，降圧薬を服用しながら運動しているなど，研究によっては欠点があった。

結果の違いは，運動方法や血圧測定の方法の相違によるものであろう。これらの相違があっても以下に述べる点については一致していた。

Fagardによって作られた表7.2のコントロールスタディでは身体的運動により平均，収縮期血圧が12mmHg，拡張期血圧が8mmHg低下した。

運動の期間は12週から8ヵ月の間で，運動頻度は平均週3回で，1回の運動時間は30分から120分の間であった。運動の種類はウォーキング，ジョギング，ランニング，体操などの動的，等張的運動が圧倒的に選ばれていた。運動強度は最大運動能力の60％から90％の間であった。高血圧患者の非運動群ではおおむね有意な血圧の変化はみられなかった。収縮期血圧が有意に下降したものはなかったが，拡張期血圧は二つの研究でわずかに下降していた。

興味あることに体重減少は一つの研究で有意に認められたのみであった。

これらの結果は血圧下降が9/7mmHgであったというSealsらの結果と一致していた。

> 上述した研究によって，運動は安静時の高血圧を体重減少によらず，独立して減少させることが明らかになった。

臨床上重要なことは，運動習慣によって負荷時の血圧上昇をどの程度下げることができるかということである。というのは，負荷時の過剰な血圧上昇は，スポーツをする高血圧患者において危険であるからである。Fagardがまとめた研究の限りでは，負荷時血圧は，安静時血圧と大体同じくらい，すなわち収縮期血圧で11mmHg，拡張期血圧で9mmHg有意に低下した（表7.3）。

> トレーニングの結果，負荷時血圧は安静時血圧と並行して低下することが確認された。

---

1) Fagard, 1987
2) Seals und Hagberg, 1984

表7.2 安静時の血圧に及ぼすトレーニングの効果　高血圧患者における長期のコントロールスタディ[1]

著者	患者のデータ		トレーニング計画				血圧(mmHg)(平均値±標準偏差)			
							収縮期血圧		拡張期血圧	
	グループ	年齢	期間(月)	頻度(回)	時間(分)	方法	トレーニング前	トレーニング後	トレーニング前	トレーニング後
Barry, 1966	T	70 (55-78)	3	3x	40'	サイクリング,持久走	148±7	128±3*	88±4	82±3
	C	72 (58-83)	3	-	-	-	152±14	156±12	94±6	91±4
Schleusing, 1968	T	35-45	8	3-4x	60-120'	歩行,ジョギング,サイクリング,水泳	153±?	145±?	106±?	99±?
	C	?	8	-	-	-	159±?	158±?	105±?	108±?
Bonanno, 1974	T	30-58	3	3x	50'	歩行,ジョギング,体操	148±?	135±?*	97±?	83±?
	C		3	-	-	-	150±?	147±?	101±?	90±?*
De Plaen, 1980	T	44	3	3x	60'	歩行,ジョギング,体操,サイクリング	162±12	158±13	104±6	104±6
	C	47	3	-	-	-	156±15	154±7	110±11	107±2
Román, 1981	T	55 (30-69)	3	3x	30'	歩行,ジョギング,体操	182±3	161±3*	113±2	97±1*
	C		3	-	-	-	179±5		113±2	
Kukkonen, 1982	T	42±1	4	3x	50'	歩行,ジョギング,体操	145±4	136±3*	99±1	88±3*
	C					-	140±3	140±4	97±2	90±2*
Hagberg, 1983	T	15,6±0,3	6	3x	30-40'	ジョギング	137±1	129±1*	80±2	75±2*
	C		9	-	-	-	139±2		78±2	

T=トレーニンググループ　?=不明
C=コントロールグループ　*=p<0.05

表7.3 血圧に及ぼすトレーニングの効果
高血圧患者における長期のコントロールスタディ[1]

著者	グループ	負荷強度	血圧(mmHg)(平均値±標準偏差)			
コントロール群を設定したスタディ			収縮期血圧		拡張期血圧	
			トレーニング前	トレーニング後	トレーニング前	トレーニング後
Barry, 1966	T	トレーニングに入る前の運動能力の限界	191±10	170±13*	84±4	78±4
	C		190±16	194±12	91±11	88±6
Schleusing, 1968	T	140Watt	210±?	197±?	118±?	108±?
	C		213±?	220±?	121±?	121±?
Román, 1981	T	50-70% $\dot{V}O_2$ max	211±3	196±4*	115±2	105±2*
	C		207±3	-	115±2	-

T=トレーニンググループ　?=不明
C=コントロールグループ　*=p<0.05

1) Fagard R. Sport und Hochdruck. In: Rost R, Webering F. Kardiologie im Sport. Köln: Deutscher Ärzte-Verlag, 1987: 42-52より引用

高血圧に対する身体活動の治療効果

運動療法による降圧機序の解明

運動習慣はp42—43で述べたように,間接的効果以外に独立して血圧を下げるが,その機序は推測の域をでない。文献的にはいろいろな考え方があるが,一部については一致している。

1. 血行動態への直接的効果＊

運動負荷中にみられる急性の血管拡張が末梢血管抵抗の低下をきたし,それが長時間持続するということは考えやすい。運動愛好家はそうでない人に比較して,安静時の心拍出量はわずかに低下しており,明らかな心拍数の減少を認める。末梢血管抵抗は低いまま持続する傾向にある。これは,副交感神経の緊張が高まっているためであると解釈される。運動愛好家は際立った心拍数の低下（スポーツ徐脈）をきたすが,高血圧の初期には心拍数と心拍出量の増加が見られるので,心拍数と分時拍出量を減らすことによって明らかな降圧をきたすことができる。

残念ながら,高血圧患者において運動での血圧低下を血行力学的にとらえた研究は二つしかない。両方の研究とも心拍出量については明らかな変化を認めていない。

血圧下降が副交感神経興奮によるものであれば,運動はおそらく血圧の上がり下がりが激しい初期の高血圧患者すべてに有効であろう。しかし,Paffenbargerの研究によれば,運動の降圧効果は年齢に無関係に認められている。年齢や性が異なった集団の運動の降圧効果を比較した他の報告はない。

運動による末梢血管抵抗の低下の機序はJuhlin-Dannfeltの研究[3]（図7.2）により推察される。ST線維,すなわち赤筋の割合が高い人は持久力に優れていて,血圧値が低い。赤筋の割合が多い人は筋肉の毛細血管の数が多く,それゆえ末梢

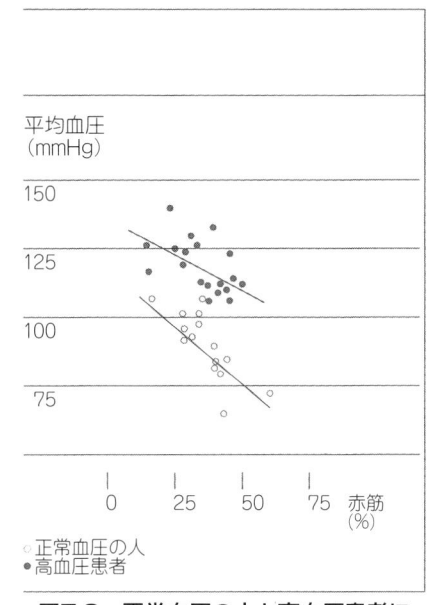

図7.2 正常血圧の人と高血圧患者における赤筋（ST線維）の割合と平均血圧の関係[2]

血管抵抗の低下をきたしやすい。

＊ 心臓循環系へのトレーニング効果については6章参照
1) Hagberg et al., 1983; Hanson und Nedde, 1970
2) Juhlin-Dannfelt A, Frisk-Holmberg M, Karlson J, Tesch P. Central and peripheral circulation in relation to muscle-fibre composition in normo-and hypertensive man. Clin Sci 1979; 56: 335-40.より引用
3) Juhlin-Dannfelt, 1979

2. 交感神経—副腎系の影響

交感神経系の緊張の低下については前項と6章で述べた。交感神経—副腎系はホルモンとしてのさらに広い役割も果たしている。

運動療法後，安静時，運動負荷時のカテコールアミン値が低下することはよく知られている。この事実について，運動による血圧低下を基礎的レベルから研究しているBjörntorp[1]は，交感神経のβ受容体の亢進を強調している。カテコールアミンは，カテコールアミン依存性リパーゼの感度を高めることにより，細胞からのグリセリン放出の増加をもたらす。カテコールアミンによるこれらの末梢の感受性亢進が中枢の交感神経の活動性を弱めるというものである。運動後に少ない刺激で反応が増大するようになるのはカテコールアミンのみではなく，一連のペプチドや腸管ホルモン，例えばCペプチド，グルカゴンそしてなによりインスリンでもみられる。

6章で述べたように末梢細胞の交感神経β受容体の感受性亢進はやがてみられなくなる。このことによって運動による末梢血管抵抗の低下が説明され得る。

3. インスリンの効果

インスリンは，Björntorp[2]をはじめとする多くの研究者によって運動による降圧効果で重要な役割を果たしていることが認められているので，前項ならびに6章と13章で述べているがもう一度この項で取り扱う。

運動によって細胞のインスリン感受性が高まり，またインスリン受容体の数が増加することによって，血中インスリン値は低下する。インスリンは多くの機序で血圧調節と関連している。おそらく，最も重要なものは，腎臓の遠位尿細管でのナトリウム再吸収の促進作用である。それゆえ，血中インスリンの減少は，ナトリウム排泄を促すことになる。インスリンには血管平滑筋に及ぼす影響があること，インスリンによって上昇したカテコールアミンの遊離がシナプスで減少することにも影響がある点は論議が続けられているところである。

4. 高血圧患者の血管収縮物質による血管反応性亢進の改善

5. 圧受容体への影響

圧受容体の感度が亢進されれば，高度の降圧が期待できる。運動の結果，レセプター感度の減少という意外な結果を示した研究が報告されている[3]ので，このメカニズムは大きな意味を持たないと思われる。

6. 腎機能への影響

腎臓が血圧調節で重要な役割を果たしていることは明らかである。運動は，腎臓に作用するさまざまな重要な神経内分泌因子，すなわち交感神経機能，血管作動性物質，ナトリウム利尿ホルモン，特に最近話題になっているANP（心房性ナトリウム利尿ホルモン）に影響を与える。運動がこれらの因子と腎臓に及ぼす影響と血圧との関連についてはまだ研究途上である。

1) Björntorp, 1982
2) Björntorp et al., 1970
3) Stegemann, 1984

8. スポーツにおける高血圧患者の健康上の危険

スポーツは決して健康によい面だけを持っているわけではない。ケガや心臓血管系の突発的発症で死亡事故に至るケースもある。

負荷時の血圧上昇が過ぎると，高血圧患者，中でも血管に既往がある場合には，危険が起こりやすい。スポーツをする高血圧患者への最善の助言を与えるためには，一般的な健康上の危険因子，および特に高血圧の危険因子と言われているものを分析することが必要になる。

スポーツは高血圧患者に限らず，健康上，ケガの発生率が高いと指摘されて，プラスの効果はしばしば疑問視されている。もちろん，乗馬やアルペンスキー等でケガが多いからといって，例えば効果がはっきりしているジョギングのようなもので代用できる訳ではない。なぜなら，高血圧患者は，概してこれらのスポーツを，競技力を上げようとしてではなく，健康づくりの動機で行なっているからである。

他方，健康づくりに良いとされている運動でも事故はありうる。特にその場合，ケガという形よりも，心臓血管系疾患の事故の方が多く，時には，外見上は健常で健康運動をしている高血圧患者が劇的な突然死に見舞われることさえ起こるのである。

本章では，高血圧患者の運動負荷時には，その危険がどれほどであるのか，また，どのようにしてその危険を少なくすることができるかについて述べる。

スポーツで発生する非外傷性心臓死の頻度

ドイツ連邦共和国ではスポーツに起因する内科的障害の死亡頻度や原因は正確には把握できていない。その理由はどの状況下で死亡事故が起こったかが報告されていないからである。しかし，ドイツスポーツ連盟の掌握範囲では，スポーツ傷害保険での事故発生が報告されており，この数値は明らかになっている。しかしながら，それらも必ずしも実情を反映した数値とはいえない。なぜなら，このスポーツ連盟に加盟している人達は，主として若年かつ健常で，高齢者の参加は少なく，あっても多くは既往のある市民スポーツ家だからである。

以上の範囲では，例えば1984年には314人がスポーツで死亡しており，多くは事故死である。そのうち133件は，"外見上"判定された内科的障害による死亡事例である。この"外見上"という表現は，スポーツ実施中に起きてはいるが，純粋な偶発例であって，スポーツ起因ではないことを意味している。この仮説は文献的に裏付けは得られない。知られる限りのデータから判断すれば，平均余命から予想される死亡率に照らし合わせると，身体活動のもとでは，明らかに高い死亡件数が読みとられる。

フィンランド[1]やオランダ[2]から報告される数値から考えると，旧ドイツ連邦共和国では，スポーツ実施によって，年に約500件の内科的障害起因の死亡事例が起こっていることになる。この数はもちろん，ドイツスポーツ連盟の会員2000万人と，これには属さない多くの余暇スポーツマンを合わせた数に対する値である。これは決して取るに足らない数ではない。

---

1) Vuori et al., 1978
2) Pool, 1986

スポーツ時の死因

スポーツで発生する突然死の原因については一連の統計があるが，それらによる結論は，解剖資料の選び方によっていくらか異なっている。

器質性の死因は必ずといっていいほど見つけられ，その90％は心臓血管系疾患である。これらのうち特に多発する原因は，冠動脈性心臓病である。Munschekはこれらをまとめた統計値を出しており，上記原因が61％を占めていると報告している（表8.1）。データを35歳以上の中年スポーツマンに限れば（図8.1 Maronによる），さらに80％またはそれ以上にもなる。スポーツで起こる最も多い死亡事故は，高齢男性スポーツマンのスポーツ突然死であり，その原因は圧倒的に冠動脈性心臓病であると考えられる。

これに対して，若年スポーツマンの死亡数ははるかに少ないが，その原因はさまざまである。中でも特に多発するのは肥大型心筋症である。Munschekはさらに心筋炎による死亡も多数観察している。診断名の違いとして，Maronは心筋炎を認めず，多数の肥大型心筋症をあげ，Munschekはその逆であるが，この差はおそらく，病理解剖上の命名や解釈の違いによると思われる。

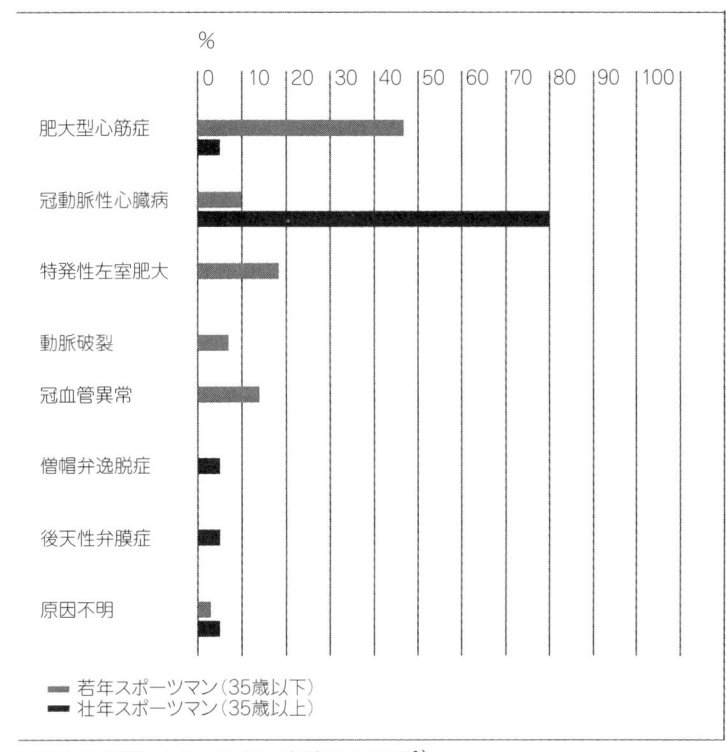

図8.1　競技スポーツ家の突然死と死因[1]

凡例：若年スポーツマン（35歳以下）／壮年スポーツマン（35歳以上）

表8.1　スポーツにおける非外傷性突然死の原因[2]

死因	死亡数
冠動脈起因	59
心筋炎	8
ウイルス感染	2
扁桃炎	1
肺炎	1
脳炎	1
脳底動脈瘤破裂	7
クモ膜下出血	10
血管奇形・中隔欠損	2
大動脈弁狭窄	1
胸膜炎	1
下肢静脈血栓	1
脳室上皮腫・脳出血	1
熱射病	1
死亡総数	96

1) Maron R, Epstein SE, Roberts WC. Kardiale Risiken im Leistungssport. In: Rost R, Webering F. Kardiologie im Sport. Köln: Deutscher Ärzte-Verlag, 1987: 149-67. より引用

2) Munschek H. Ursachen des akuten Todes beim Sport in der Bundesrepublik Deutschland. Sportarzt Sportmed 1977; 28: 133-7. より引用

スポーツにおける高血圧患者の健康上の危険

表8.2 高血圧と身体負荷時の突然死[1]

著者	n	年齢(歳)	性別 ♂	性別 ♀	IHD (%)	高血圧 (%)(n/n)
Opie, 1975	21	40 (17-58)	21	0	76	20 (2/10)
Thompson, 1979	18	? (42-59)	17	1	72	31 (4/13)
Walker, 1980	5	46 (40-53)	5	0	100	40 (2/ 5)
Thompson, 1982	12	47 (28-74)	12	0	92	0 (0/ 8)
Virmani, 1982	30	36 (18-57)	30	0	73	46 (11/24)
Jackson, 1983	9	47 (35-56)	9	0	100	33 (3/ 9)
Northcote, 1984	30	47 (22-66)	29	1	77	35 (8/23)

n=死亡数
(n/n)=血圧値がわかっている人数中の高血圧患者数
IHD=虚血性心疾患

スポーツで起こる心臓突然死と危険因子としての高血圧

前述の死因統計では高血圧はあげられていない。なぜなら，病理学者は高血圧を死因になる状況としては捉えることができないからである。しかし，以下の記述は高血圧があるスポーツ選手には，高い危険性があることを示している。

1. 冠動脈性心臓病の罹患率には，高血圧が重大な危険因子であること。
2. Maronの統計にみられる非特異的な心筋肥大の報告。負荷時に血圧上昇がさらに高まると，肥大の進行を促進する。典型的な組織の変化を伴った独自の病像を持つ肥大型心筋症では，高血圧によってその肥大の進行が促進されることはまったくみられない。しかし，非特異的な肥大の発生には，高血圧が一因となっていることは十分に考えられる。
3. Munschekの統計結果では，少なくとも20%の"血管起因"の死亡事例がみられ，中でもとりわけ脳出血が多発している。これらは，血圧上昇が過度になって引き起こされたものといえる。

高血圧患者が実際にいかに高い危険性を有するかは，表8.2が実証するとおりである。このFagardの文献一覧によると，スポーツで発生する心臓突然死を扱ったすべての研究において，血圧値が報告されている範囲では，高血圧患者数は明らかに他を上回っている。中でも目立つのは，中年の男性で，計算上では最大20%が高血圧を合併する事故発生となっている。これに対して，少なくとも突然死の3人に1人は高血圧の既往歴があったことを示している。唯一の例外は，Thompsonの研究であるが，これは特定の母集団を扱っており，母数も少ない。

死因としては，約80〜90%が冠動脈性心臓病であると推定される。数は少ないが，もちろん心臓肥大や脳出血等，その他の原因によって引き起こされる事故もありうる。

オランダでのPool[2]による研究では，高齢の高血圧患者だけでなく，比較的若年の高血圧患者にも，負荷時の心臓突然死が増加している事実が示され，高血圧が冠動脈性心臓病の進行に関して二次的な危険性しか持っていないわけではないことを明示した。

---

[1] Fagard R. Sport und Hochdruck. In: Rost R, Webering F. Kardiologie im Sport. Köln: Deutscher Ärzte-Verlag, 1987: 42-52.より引用
[2] Pool, 1986.

その他の危険因子

年齢：若年スポーツマンでは，85,000人のスポーツマン当たりで年間1件の死亡事故が起こっている。この値は統計的には予想よりむしろ少ない。これに対して，35～49歳ではスポーツでの心臓突然死は，10倍も多くなる（表8.3.1）。

喫煙：スポーツ突然死の事例では，喫煙家の数は著しく多い（表8.3.2）。ここでも喫煙が，冠動脈性心臓病の進行に危険であるのみならず，若年者においてすら，スポーツの際に頻繁に死を招くことが認められている。これはおそらく，喫煙が血液凝固因子や血小板凝集に与える影響のためである。

> したがって，スポーツにおいては，中年男性の高血圧患者の危険度が特に高く，さらにその上に喫煙，高コレステロール血症等の危険因子が重なる場合，格段の危険度になる。

表8.3.1　スポーツ時の突然死：危険因子は年齢[1]

年齢群 （年齢：歳）	n	死亡数1に対する スポーツマン数	危険指数
12-14	11	85,000	0.6
25-34	20	40,000	2.7
35-49	41	8,300	3.6
50-75	22	12,000	1.5

表8.3.2　スポーツ時の突然死：危険因子は喫煙と高血圧[1]

著者	n	喫煙者率 （％）	高血圧患者率 （％）
Thompson et al. 1979	18	15	30
Dolmans 1983	188	52	29
Northcote 1984	30	40	35

1) Pool J. Sudden death and sports. In: Fagard R, Bekaert J, eds. Sports cardiology. Dordrecht: Nijhoff 1986; 223-7. Reprinted by permission of Kluwer Academic Publishers.
より引用

スポーツにおける高血圧患者の健康上の危険

2種類の広範囲のスポーツ統計によると，スポーツによる死亡の頻度は，それぞれのスポーツ種目に依存する。

双方の調査で明らかなのは，高齢者(数の多さ)の関与である。

表8.4.1　スポーツ時の死亡数[1]

スポーツ	死亡数(10万人スポーツマン対)	絶対死亡数(35歳以上)
ジョギング	4.3	27 (20)
テニス	3.2	17 (16)
サッカー	2.6	49 (24)
他の球技	1.6	28 (14)
余暇スポーツ	0.4	25 (15)

表8.4.2　市民スポーツ実施時の死亡数（ロードアイランド，1975-1981）[2]

スポーツ	n	平均年齢
ゴルフ	19	59
ジョギング	16	48
水泳	9	52
ボウリング	5	50
テニス	5	50
バスケットボール	4	36
ハンドボール	3	50
総数	81	

高血圧患者にとって特に危険なスポーツ種目

個々のスポーツ種目について，特に高血圧患者の危険との関係について調べた統計はないので，全体的に出されている統計に頼って考えざるを得ない。それでも，高血圧の頻度は高く，その危険はこれらの資料で，十分に訴えられているといえよう。驚くべきことに，まず第一に気づくことは，高度な血圧上昇を伴うスポーツ種目において，予想されるような特別な危険性が示されていないことである（表8.4）。

この表中のいくつかのスポーツ種目では，過度の血圧上昇が問題になってこよう。たとえば，ゴルフやボウリングにみられるヴァルサルヴァ反応，テニスに伴うストレス，水泳に伴う潜水（5章参照）などはその例である。しかしながら，スポーツの実施人数との関わりで見ると，ジョギングでの死亡事故が最多である（表8.4.1）。ボディビルや重量挙げなどの問題視される筋力依存型のスポーツは，表には示されていない。

ここにあげたスポーツ種目で共通にあげられる特徴は，これらのスポーツを，たとえばジョギングなどのように健康づくりのために，特に高齢者もよく行なっているということである。このことから，スポーツ種目に依存する危険は，心臓血管系の障害が潜在している可能性による危険よりもずっと少ない。個々の事例ではもちろん，高血圧患者で過度の血圧上昇が起こって，事故が起こることはある。特に冠動脈性心臓病がある場合はその好例になる。

1) Pool J. Sudden death and sports. In: Fagard R, Bekaert J. Sports Cardiology. Dordrecht: Nijhoff 1986: 223-7. Reprinted by permission of Kluwer Academic Publishers. より引用
2) Ragosta M, Cabtree J, Sturner W, Thomson P. Death during recreational exercise in the state of Rhode Island. Med Sci Sports Exerc 1984; 16: 339-42. より引用

スポーツ外傷と運動過負荷による障害

　スポーツを行なう高血圧患者に助言する場合，医師は当然，血圧上昇にのみ集中して考えるのではなくて，"人間全体"としての視点に立たなくてはならない。たとえば，未熟で経験の浅い高血圧患者がアルペンスキーをすれば，ケガをする危険性の方が，心臓血管系の事故発生よりも，確実に何倍も高い。したがって，スポーツ種目毎に危険を考慮する場合，スポーツ外傷や慢性のスポーツ障害の発生についても，留意しなければならない。

　スポーツの危険を考える場合には，スポーツ種目個別に異なった知識が必要となる。本書では，いくつかの一般的な示唆を与えるにとどめることとする。さらに興味ある読者や，場合によっては患者も，必要に応じて，初心者にもわかりやすいPetersonとRenstromのスポーツ外傷の著書[1]を参照するとよい。

スポーツ外傷の発生

　スポーツ種目別の外傷発生は，しばしば誤って推定されている。たとえば，スポーツ外傷の統計では，ボクシングは驚くほど下位にランクされている一方で，サッカー，バレーボール，バスケットボール等の球技は，最上位に位置している。この場合，外傷発生の件数のみについて示されており，重症度については何ら示されていない点を，考慮しなければならない。バレーボールやバスケットボールでは，損傷度の低い指の外傷がほとんどであるのに対し，サッカーでは逆に重症な発生をみる。

　ボクシングなどのように，特に危険とみなされているスポーツでは，非常に優れた保護規定がある。それにもかかわらず，ボクシングでは脳損傷をなくすことができていない。このボクシングは，唯一，相手を個人攻撃し損傷を与えることが，反則ではなくルールとしてあるので，一般のスポーツとして通用していない。

[1] Peterson und Renström, 1987

スポーツにおける高血圧患者の健康上の危険

スポーツ外傷や運動過負荷障害を避けるために

個人に適したスポーツ種目の選択

　外傷発生の件数は，スポーツ実施者の個々の前提に依存するものである。以下の各前提が考慮されなければならない。

　加齢とともに，筋力，可動性，結合組織の弾力性，骨の耐性や反射能力が衰える。それによって外傷の件数が増え，重症度も増す。したがって，中高年者は外傷を受けやすいスポーツをするときは，十分気を付けなければならない。

　個人的な特性，例えば体質，成熟度，危険因子の潜在性等も考慮する。中高年者では特に，自己制御の能力に優れることがしばしばあり，進行している危険因子をよく管理できる。したがって，そのような人には障害の危険の高いスポーツ種目を禁忌にするのは，一般的でない。

　スポーツの経験：スポーツ障害の発生率は，一方では初心者で高く，他方では自らの進んだ技術的能力ゆえに，どの種の危険因子も克服できると考えている熟練者に，特に高い。技術的能力は，スポーツ種目の選択にあたっては，極めて重要である。技術のない中高年の高血圧患者には，例えばアルペンスキーは禁忌にした方がいい。なぜなら，その教程が著しい血圧上昇を伴い，傷害発生の危険も高いからである。逆に，幼少の頃からすでにその技術に長けている場合は，ケースバイケースで許可される。

スポーツ実施時の留意

　練習不足はよく傷害を招く。例えばシーズンの初期やスポーツ・バケーションの開始期，あるいはそれらの終了期に，過負荷が積み重なった結果として，傷害を起こしやすい。したがって，例えばスキー・バケーションでの傷害発生を避けるためには，スキー体操*による準備が必要となる。

　ウォーミングアップ不足はしばしば筋や腱の損傷に至る。

　適正な回復期間をおかずに，集中的なトレーニングや試合を重ねると，傷害発生の危険はさらに高まる。

　不健康な生活態度，不十分な睡眠量やスポーツ実施中のアルコール摂取**は，しばしば傷害発生の原因となるので，この点は避けるべきである。

* 訳注：ドイツ連邦共和国のバケーションは，その質量両面で高品位性がよく知られ，その一つにスキー・バケーションがあり，そのためのスキー体操がある。
** 訳注：ドイツ連邦共和国のスポーツ・バケーションは一種の休暇なので，ビールやワインなどの飲酒が多い。

　慢性の過負荷障害，特にテニス肘，ゴルフ肘といった付着腱性の疾患は，ほとんどが技術不足や用具不備のせいで発生している。コーチゾンがその治療法になっているが，長期間を要し，再発もくり返して，さらに悪化へと導く危険のある注射治療よりも，技術と用具の改善がむしろ重要である。傷害や過負荷障害が発生してしまったら，まず完治を目指す。そうしなければ，"痛みの悪循環"が始まってしまう。疼痛は身体的負荷の開始時に起こる。負荷時には血液供給が高まって，痛みは一旦消失するが，負荷が高

まれば，さらに強い痛みとなって再び現れ，最終的には，安静時でも痛みを感じるようになる。

スポーツ傷害で，最も重要な応急処置（冷却処置）と，心臓・血管系の発症時の処置（心臓・血管系の蘇生法）は，どのスポーツ選手もどのコーチも知っておくべき課題である。適切な応急処置はその後の治療期間を短縮し，しばしば不可逆的な障害を回避できている。

高血圧患者に事前に個別の助言をすれば，スポーツ事故やその障害が回避される。スポーツ種目の選択では，潜在性危険因子と健康づくりのうえで得られる効果の両方を熟慮しなければならない。スポーツはしばしば，健康上の理由からだけでなく，経験的価値を重視して行なわれる。

基本的には，高血圧患者に絶対的に適しているスポーツ，あるいは絶対的に適さないスポーツはない。明らかに確認される血管疾患がない軽症高血圧の若年患者ならば，負荷時の血圧上昇のために，一般的には勧められないようなスポーツ，競技スポーツやボディビル等でも，何の問題もなく行なうことができる。スポーツ種目の選択では，年齢，スポーツ，個人的傾向等の個人的観点と，高血圧の程度や罹病期間，場合によっては，その関連疾患等の医学的観点をつき合わせて検討する。

可能ならば，血圧は安静時だけでなく，負荷時にも測定する。負荷時の測定値は，すでに長期間持続している高血圧や重症高血圧等で関連疾患の疑いがある場合，さらには，かなり集中的に競技指向のスポーツをする場合は，特に重要になる。

9. 高血圧とスポーツ種目の適否

循環系のトレーニング効果が上がり，血圧が降下し，循環系の効率が改善するならば，実施しているスポーツ種目は好ましいものと考えられる。しかし，スポーツを行なうことによってかえって血圧が上昇するのなら潜在的な危険性は高くなる。

高血圧の罹病期間と重症度によって臨床医学的な所見の違いが非常に大きいため，どの種目を処方すべきなのか，また許容できるのかは，ケースバイケースで判断されなければならない。

高血圧患者にとってどのスポーツ種目が適当で，どのスポーツ種目は不適当であるかといった問いに対しては，残念ながら多くの医師の間でも，"クロスカントリー走またはクロスカントリースキーは適当で，テニス，サッカー，ボディビル，ボートは不適当である"といった程度の形式的な理解にとどまっている。

血圧が高い時には，当然ながら個々のスポーツ種目によって適当か不適当かが判断される。しかし実際には，ある患者にテニスを許可するのか，ジョギングだけにとどめて勧めるのかは，スポーツ種目よりも，特に高血圧の重症度と二次的な血管障害の重症度等，むしろ個々の負荷耐容能にもとづいて判断する。クロスカントリー走は高血圧患者に基本的には効果的であるが，悪性高血圧の患者にはいずれの運動負荷の処方も禁忌である。反対に青少年の境界域患者では，テニスまたはサッカーなどのスポーツならば運動をまったく行なわないよりは，行なう方がむしろ適切になる。

いずれにしても重要なのはどのスポーツ種目を行なうかよりも，いかなる方法で実践するかである。長距離走は一般的に適切であるが，心筋梗塞後の高血圧患者にはマラソンは禁忌になる。このような患者には通常の様式でなされるテニスは強く禁じるが，軟式ボールを使用するなどの，いわゆるファミリーテニスのように修正された様式ならば問題なく許される。したがって，以下に述べる原則は，個々の症状を評価してのみ応用に供される。

高血圧患者に実施するスポーツ種目の一般的な評価基準

循環系への効果

高血圧患者に起こるスポーツ種目のプラスの効果は，循環系とその治療上のトレーニング効果である（2, 6, 7章参照）。

トレーニング効果は，長期間にわたる心拍出量の増加と総消費熱量の増加に依存する。その作用を達成する最良の方法は，無酸素性限界域での持久性運動負荷を指向することである（4章参照）。

例えば脳出血や網膜出血等の緊急事態を引き起こすような血圧の異常な上昇を来す運動負荷の様式は不適切になる。これが長期的に継続すれば心筋肥大の誘発原因にもなる。

運動負荷時の血圧上昇の程度は，本質的には負荷の形態による筋力発揮の程度，試合時のプレッシャーなどの心因性ストレス，さらに部分的には環境から受ける重圧などに依存する（5章参照）。したがって，適切な運動としては軽度の筋力で行ない，かつ可能な限り高いトレーニング効果が得られ，危険性は最小限になる持久性スポーツ種目，例えばランニング，クロスカントリースキー，サイクリングなどがある。反対に不適切なのは強度の筋力を発揮する種目，例えば重量挙げやボディビルなどの運動様式である。この他に筋力発揮を伴う持久性運動としてボート競技などがある。

不適切な運動としてさらに強い心理的ストレスを伴うスポーツには，スカッシュやバドミントンなどのゲームがある。

例えばサウナ浴後に冷水に飛び込むなどの特に極度の寒冷刺激は，著しい自律神経の反応を惹き起こす可能性がある。同様に冬季下に行なうスポーツは，血圧を上昇させることがある。したがって，狭心症患者の寒冷時狭心発作はおそらく寒冷状況下での血管収縮に原因する血圧

上昇のためと考えられる。

その他の危険因子

さらにスポーツでは，高血圧患者に間接的に関連している危険因子にも配慮する。多くの高血圧患者は，例えば肥満気味であり，結果的に動脈硬化に罹患する場合が少なくない。このような患者には，自身の体重の影響を受けない，例えばスイミング，ボート遊びやサイクリングなどのスポーツが適切である（14章参照）。

運動の基本的特性の改善

スポーツの実践ではただ血圧だけを問題とするのではなく，人間を総合的に捉えて考えるべきである（6章参照）。運動の基本的特性，つまり調整力，柔軟性と筋力などの改善は，トレーニングの重要な目標である。ただ，瞬発性は高血圧患者に要求してはならない運動特性である。なぜならば瞬発的な負荷は常に血圧上昇を招き，循環系機能にはプラスの効果は及ぼさないからである。意外かも知れないが，まず第一に筋力の改善がトレーニング目標に入ってくるのである。それは5章で述べているように，発揮される筋力と血圧の上昇度は相関している。最大筋力の30〜60％程度の範囲でなされる合目的的な筋力トレーニングにより，筋肉の量が増加すると同じ客観的筋力発揮に対して筋力発揮の増加度も血圧上昇もその割合は少なくなるのである。

心理的要因

スポーツは十分に動機づけされた様式で実施すべきである。そうでなければ長期的に継続することが少なくなり，したがって，治療的な価値は薄れてしまうからである。

表9.1には，高血圧に適した各種のスポーツを分類して表示した。これはこれまでに述べられてきた規準に基づいて作成されている。適切なスポーツ種目とし

表9.1　高血圧に適合するスポーツ種目[1]

適合性	スポーツ種目
好適	発揮筋力が少ない持久性スポーツ種目（クロスカントリースキー，ランニング，サイクリング，他）
	相対的に軽度の運動負荷でできるチームゲーム（バレーボール，ドッヂボール〈状況によって変則的な様式〉，他）
病気の重症度とスポーツ経験の条件下で適	軽度ないし中等度の負荷で行なう個人のスポーツ（卓球，テニス，他）
	中等度の負荷で行なうチームゲーム（サッカー，ハンドボール，他）
	水泳
	ボート遊び
	サウナ（冷水への飛び込みは禁忌）
不適	強度な負荷がかかる個人スポーツ（陸上競技）
	強度な負荷がかかるゲームスポーツ（バドミントン，スカッシュ，他）
	強度な負荷がかかるチームゲーム（アイスホッケー，バスケットボール，他）
	筋力スポーツ（重量挙げ，円盤投げ，ボディビル，他）
	格闘技（ボクシング，フェンシング，他）
	ボーリング競技

ては，例えば筋力発揮が少ない運動種目になっていることがわかる。同様にバレーボールのように軽度の運動負荷で実施されるチームゲームは循環系へのトレーニング効果は少ないが，長期間継続して活動に参加する動機づけの点で考慮に入れられる。

[1] Rost R. Welche Sportarten sind für den Hochdruckpatienten geeignet? Blutdruck aktuell 1989; 2: 8-11.より引用

高血圧とスポーツ種目の適否

> これまでに述べてきた包括的なトレーニング目標を実現するには，グループで可能な限り複合的なスポーツプログラムを実践することが最善であろう。なぜならばグループの活力は積極的な参加を促進する助けになっているからである。
>
> 次に述べる例は，外来の心臓リハビリテーショングループで実証されているプログラムである：まず運動性，調整力と筋力の改善を目的とした体操のウォームアップから始める。
>
> 次に，現場での状況と条件に対応しながら，ランニング，サイクリング，そして制約はあるが水泳の組合せで行なう持久性負荷トレーニングを行なう。最後にゲームで締めくくって，再来への動機づけとする。

スポーツを実践する高血圧患者の個別指導

高血圧患者のスポーツ医学的指導の目的は，個々人の負荷耐容能に最適な負荷を提供することにある。この目標が達成されれば，スポーツ活動のプラスの効果，つまり作業能力の改善，高血圧の治療上の効果，生活の質的改善等も達成される。反対に，過度，あるいは間違った負荷処方は傷害発生や過負荷症候群，さらにやり過ぎ症候群が起こる（図9.1）。

効果的な運動負荷の評価

つぎの観点に配慮すること。

身体的（生理的）負荷。これはスポーツ種目で決定される。

心理的負荷。競技志向のスポーツ種目が及ぼす心理的ストレスは，特に高血圧患者には高度な血圧上昇を招くことがあり不適である。

環境的要因。これには2例を上げる：高血圧患者にとって一般的に適しているスポーツ種目であるクロスカントリースキーでは，急な上り斜面では，強度な筋力が要求され，それに続く急斜面滑降での不安が極度に血圧を上昇させる。また寒気は血圧を上昇させることから，同程度の負荷でも－20℃の場合には0℃に較べて，実質的に高い負荷が循環系にかかることを意味する。

図9.1　スポーツを実践する高血圧患者の個別指導で配慮すべき要因

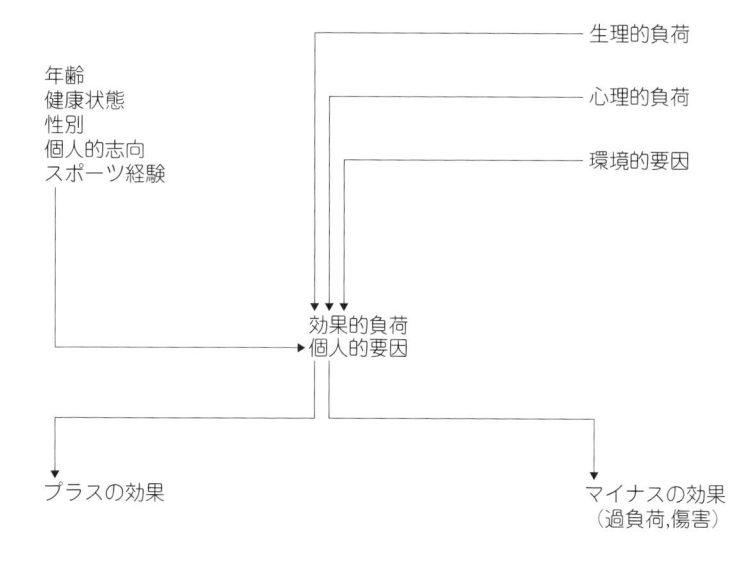

年齢
健康状態
性別
個人的志向
スポーツ経験

→ 生理的負荷
→ 心理的負荷
→ 環境的要因
→ 効果的負荷
→ 個人的要因

→ プラスの効果
→ マイナスの効果（過負荷,傷害）

個々の運動負荷耐容能の評価

医師は，以下の点を考慮する。

患者の健康状態，特に高血圧症の原因と重症度について。

高血圧の症状が軽度なほど，罹病期間が短期間であるほど，そして二次的血管障害の心配がないほど，あまり適切でないスポーツ種目まで拡げて許容範囲に入れられる。反対に症状が長期間継続し二次的血管障害もしくは心筋梗塞，脳梗塞，網膜障害などの合併症が疑われる場合には注意を必要とし，持久性トレーニングは監視下でのみ許可される。ほかに，肥満症，糖尿病，高脂血症など高血圧に関連して起こる疾患や危険因子に注意を払う必要がある（14章参照）。

年齢。高血圧は子どもから高齢者まで広く発症する。幼少児では運動の体験や運動の成績を気にすることが基礎にあるが高齢者では健康上の問題が基礎にあることが多い。この場合はスポーツ種目の選択が奏効する。

性別。どちらかと言えば男性の方が持久性スポーツや競技スポーツに興味を示すのに対して，女性では相対的に体操やダンスなどにひかれる傾向である。

個人的指向。元来，ランニング嫌いの人を情熱的な長距離ランナーに養成するようなことはすべきでない。スポーツは，ほぼすべての人それぞれに合う実現可能なものを提供できるはずである。

スポーツ体験。アルペンスキーやテニス等，特に巧緻性を求められるスポーツ種目では，技術の有無が循環系への負荷程度と傷害の頻度を決定する。

10. 運動負荷試験

運動負荷試験は，スポーツを行なう高血圧患者にとって基本的な検査法である。運動負荷試験では，負荷中の心電図とともに安静時および負荷時の血圧の変化に関して評価を下すことができる。遂行した運動強度により，負荷状態の評価とトレーニング処方作成に役立つ。高血圧の程度と罹病期間によって，二次的な血管障害の疑いが強まるほど，そしてより強くスポーツを実践する場合に，運動負荷試験の重要性は高まる。

高血圧患者の運動耐容能は，運動負荷時の血圧の推移によって完全に決定されるといってよい。したがって，運動負荷試験は，当然特別な意味を持つのである。

運動負荷試験は以下の目的を持っている。
・最大運動能または運動耐容能の評価。最大運動能の定義は，健常者の最大運動能と同義である。それに対し運動耐容能は，症候性に最大運動能が制限を受けることを意味し，症候限界性の運動能力のことである。
・運動負荷条件下での血圧の推移の評価
・高血圧による合併症としての冠動脈硬化や不整脈の存在または除外の確認としての負荷心電図の評価
・安静時のみならず運動負荷時の降圧薬の降圧効果の評価
・上述の項目を考慮に入れた上での現場でのトレーニング処方の作成

高血圧患者にとっての運動負荷試験は，スポーツ活動における助言のみならず，一般的に重要とされる診断あるいは予後判定に役立つものである。

高血圧患者に対する運動負荷試験の適応と禁忌

適応

運動負荷試験の適応については，原則としては身体的に活動的な高血圧患者全員にあてはまる。しかしながらスポーツ活動をしている高血圧患者は相当数いるために，こういった理想的条件は臨床現場に常には導入できない。

運動負荷試験は，とりわけ次にあげる場合に実施される。
・中等症から重症の高血圧
・長期間にわたる高血圧
・臨床的に二次的な血管変化や臓器障害が推測されるもの
・問診での異常や家族歴のあるもの
・極端な血圧上昇が推測されるスポーツ種目，とりわけボディビルのような筋力系スポーツやボートのような筋力発揮が重要とされるスポーツ
・競技スポーツ中心のスポーツ実践者

禁忌

禁忌は，すべての急性または重症の疾患で，例えば不安定狭心症，急性心筋梗塞，発熱を伴う感染症などである。

とりわけ高血圧に関して，運動負荷試験をしてはならない場合は，血圧が異常に高い時である。われわれは，原則として安静時血圧が，収縮期で200mmHg以上，拡張期で120mmHg以上の場合，負荷はかけない。この場合，まず降圧薬治療を行なって，その後に実施している。

運動負荷試験の方法

　診療現場においては，ヨーロッパでは座位による自転車エルゴメーターテストが広く普及している。そのため，他の方式についてはここでは詳しく触れないでおく。

　対照的な負荷方法として，ステップテストやトレッドミル負荷試験があるが，これらは負荷中に腕の運動を伴うため血圧測定が妨げられるという欠点がある。足運動を止めた後の血圧は直ちに下降するので，この時点で測定された値はもはや運動中を反映していない。

　臥位による自転車エルゴメーターテストは，心臓病学領域で重要な役割を果しているが，心臓血管系負荷水準が座位によるものより低いため，座位で得るような心拍数まで到達しない。

必要機器とその整備

　自転車エルゴメーターは，電磁ブレーキ式で，制動強度が回転数の影響を受けないものが良い。被験者は，速度を自由に選択でき，そして高い負荷を求められた場合，力が及ばなくても速度によって代償できることが望ましい。

　心電図は，3チャンネルの心電計によって記録されるのが主流である。誘導は，V2，V4およびV6が広く使用されている。しかしわれわれは，V2，V4およびV5を採用している。というのは，V5誘導は，ST偏位に関して最も高感度の誘導だからである。

　負荷時の血圧測定は，依然として問題が多い。最良の方法は，橈骨動脈の脈拍を触診しながら同時に従来の聴診法によって測定することである。頻繁な測定が必要とされる場合は，半自動血圧測定装置を適用できる。しかしながら，タイプによって差はあるがこの測定機器はとりわけアーチファクトに対して弱い。それゆえ，値は批判的に吟味すべきであり，疑わしい場合は聴診法によって再検査すべきである。

　循環器疾患患者のすべての負荷試験において，除細動器，救急薬品，点滴静注セット等の救急器具は常備しておかねばならない。

運動負荷試験

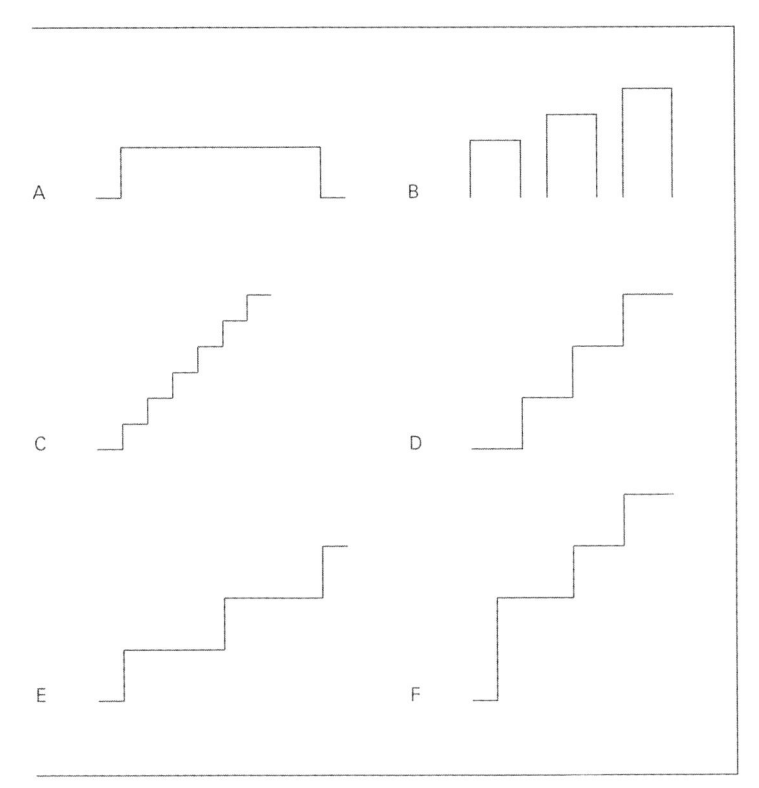

図10.1
自転車エルゴメーターによるさまざまな負荷様式[1]

A：長方形テスト，文献上は一段階（定量）負荷テストまたは直角テストと呼ばれている。

B：インターバルテスト，これは各負荷段階の間に休止期が入るが，負荷時間や強度はさまざまである。

タイプCからFは，段階負荷を示している。各負荷時間はCは例えば1分毎の負荷というようにかなり短く，三角またはトライアングルテストと呼ばれている。
タイプDのように負荷が2〜3分の場合は，直角ートライアングルテストと呼ばれている。
負荷が6分間のタイプEは漸増直角テストと呼ばれている。
タイプFは，臨床現場でよく用いられているが，初期負荷の段階は個人の運動能力に従って設定を変更する。

1) Rost R, Hollmann W. Belastungsuntersuchunden in der Praxis. Stuttgart, New York: Thieme, 1982.より引用

運動負荷プロトコール（負荷方法）：運動負荷試験を行なうにあたっては，さまざまな負荷方法がある（図10.1）。

血圧の推移を評価するには理論的にいわゆる一段階負荷テストがよいと思われる。これは例えば100Wattの単一の負荷段階を6分以上行なう（一段階負荷テスト，図10.1A）。しかしその代わりとして，できる限り高い段階を遂行できる多段階負荷テストを努めて行なうことが望ましい。使用されるプロトコールは，可能ならば統一しておくことである。これは結果を個人間で比較でき，再現可能であるためである。診療現場では次のプロトコールが勧められる。

WHO方式：世界保健機構（WHO）が提示して，それに修正が加えられた方式である。25Wattから開始し，負荷中止基準に達するまで2分間毎に25Wattずつ増加していく。初めの負荷を50Wattにすることも可能である。

BAL方式：連邦競技スポーツ委員会（BAL: Bundesausschuss für Leistungssport）によって取り決められ，ドイツ連邦共和国内のすべての競技スポーツ施設で実施されている。運動能力の高い者や原則的によくトレーニングされたスポーツマンに勧められる。50または100Wattより開始し，3分間毎に50Wattずつ負荷を上げていく。

臨床現場でしばしば遭遇することであるが，例えばよくトレーニングされた高血圧患者に対して，テスト時間を節約するために100または150Wattから開始するといったような，個人毎にあらかじめ決められた負荷の初期値をとび越えて開始するということは勧められない。このようなことをすると，比較評価ができないばかりか，被験者のリスクが高まる。

運動中止が相対的に高い負荷強度になるからである。高い心臓の負荷能力が得られるだろうという推測も当たらない。それは，初期の負荷値が高いと循環系の適応時間が十分でなく，早期に過負荷の状態を引き起こすので，徐々に負荷を上げていくときと比べ，老排物分解が早期に必要となってしまうからである。

運動負荷中止基準

スポーツ・メディカルチェックにおいては，原則的にできる限り高い負荷までかけるべきである。高い負荷までかければかけるほど，検査結果の情報量は増大する。少なくとも心拍数が200－年齢以上になれば，最大負荷としてまず採用される。しかしこの心拍数は中止基準ではなく，ただ評価上の基準だけなので，多くの被験者はさらに高い心拍数に到達する。

一般的な負荷中止基準は以下のものである。

・主観的な疲労困憊

・症状
狭心症状もしくは狭心症様症状，典型的な呼吸困難

・負荷心電図で0.2mV以上のST低下または上昇

・重症の不整脈
多源性心室性期外収縮または心室頻拍

・顕著な血圧変動

非常に高い血圧上昇それ自体は，危険の境界域を示すものではない。高い血圧値は文献的にはよくあげられているが，それは臨床的な状態に基づいて判断するべきである。健常な血管系を有する場合，極端な血圧上昇があったとしても問題なく耐えられる。高血圧のスポーツマンでは，スポーツ中に著しく強い負荷がかかって極端な血圧値を示すことがあるが，収縮期血圧が250mmHgであるからといって運動を中止する意味はない。また300mmHgを越える血圧値の場合も中止基準とはならない。

しかし，すでに動脈に血管変化を来している場合は別である。罹病期間の長い高齢の高血圧患者やはっきりした冠不全または心筋梗塞後などの障害をもっている場合は，例えば収縮期250mmHg，拡張期120mmHgを境界値に設定する。先に掲げた中止基準のうち，とくに重要な基準として，負荷強度を上げていくにもかかわらず血圧上昇度がかなり少ないかまたは，かえって血圧が下降するという所見がある。血圧上昇度の減少というのは，収縮期血圧の増加が負荷終了時の血圧値に対して10mmHgより少ないことをいう[1]。これは，冠動脈疾患や他の心疾患の場合，初期の左心不全徴候を意味し，予後は不良である[2]。文献によると，この状況下では負荷試験で発生する心室細動は，正常な血圧動態の場合と較べて50倍の頻度になる。

さらにまた，負荷時の血圧上昇度の低下は，同時に臨床状態に基づいて解釈すべきである。動揺性高血圧患者は，顕著な心理的要因を持っていることがあるので，時折安静時に血圧が高く，低い負荷で血圧が下降し，そして再び上昇するという現象が観察される。固定性高血圧患者は，高い負荷において非常に少ない血圧上昇を認めることがよくある。血圧上昇度の低下は，薬物治療下とくにβブロッカー服用時に少なからず認められる。こういった症例では，いわゆる血圧上昇度の低下とは区別して考える。

1) Bruce et al., 1971
2) Irving et al., 1977

運動負荷試験

運動負荷試験前の服用薬中止

運動負荷試験を診断上の目的で実施する場合，高血圧が疑わしい患者に対して運動負荷中の高い血圧値を確認したり，負荷心電図で虚血を確認する際，これらの所見を修飾する可能性のある薬物の服用を事前に中止しておく必要がある。

それに対して，よく行なわれる日常の運動耐容能の診断においては，通常服用している薬物は使用下で実施される。この場合，運動負荷条件下での薬物効果を評価することにもなる。

例えば，運動負荷条件下での血圧上昇が少ない場合，それが基礎疾患の結果からくるものか薬物療法によるものかはっきりさせるため一時的に服用薬が中止されることもある。

血圧動態の評価

正常値

日常の臨床において，運動負荷条件下で血圧動態を評価することはしばしば困難である。というのは血圧の正常な推移やいわゆる正常値に関してほとんど知られていないからである。5章に記してあるように，身体活動時の血圧上昇は，個々の運動負荷様式とりわけ筋力がどれだけ関与するかに依存して変化する。

自転車エルゴメーターは，典型的な動的運動形態であるが，筋力の要素も含まれており，これはとくに臥位によるエルゴメーターに特徴的である。すなわち臥位式エルゴメーターは座位式に比較して，負荷強度に依存した収縮期血圧の上昇と拡張期血圧の乏しい上昇が顕著に現れる。

拡張期血圧値は，リバロッチ血圧計による間接的な測定では上昇していないばかりか特に高強度の運動負荷の際（図10.2）下降することがよくある。負荷の後で，ときおりいわゆる"ゼロ現象（Nullphänomen）"が観察される。これはマンシェットの圧を完全に抜いてもなおコロトコフ音が聴取できることをさしている。そのため間接的な血圧測定法では，負荷中の拡張期血圧に関しては信頼できない。

ゼロ現象は十分に説明できていない。それはコロトコフ音の発生に関していまだ完全に明らかにされていないからである。とくに拡張期血圧付近の音の消失に関して，その機序は不明である。その発生は一方では血流に，他方では外からのマンシェットの圧に関連している。運動負荷条件下で血管内血流速度が速い場合，マンシェットによる停滞がないにもかかわらず，しばしば外部からのわずかな圧（聴診器の圧のように）で雑音が発生する。

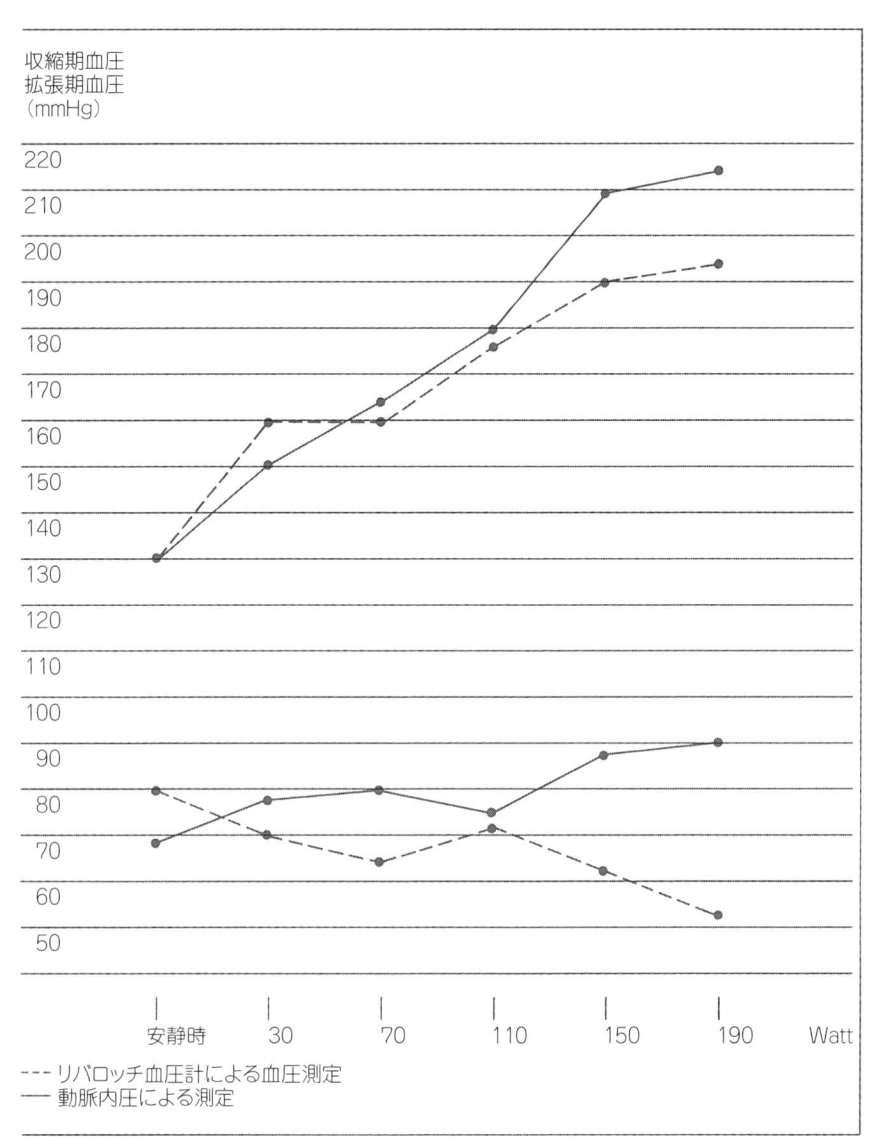

図10.2
自転車エルゴメーターでの血圧の直接法(上腕動脈)および間接法による測定の比較[1]

間接法による測定は，収縮期血圧は上昇し拡張期血圧は低下する。それに対し，直接法による測定は拡張期血圧は上昇する（10人の体育学部学生の平均値）。

1) Rost R, Hollmann W. Belastungsuntersuchungen in der Praxis. Stuttgart, New York: Thieme, 1982.より引用

運動負荷試験

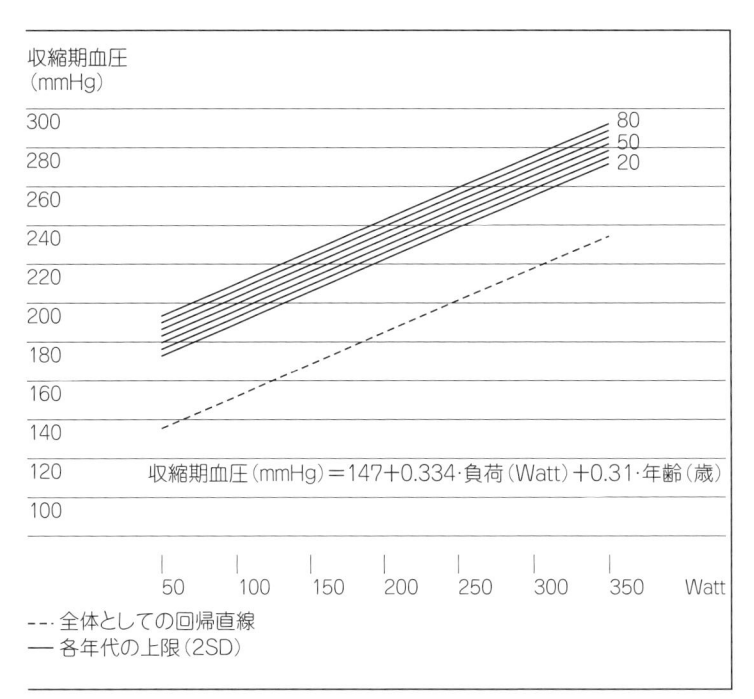

収縮期血圧(mmHg) = 147 + 0.334・負荷(Watt) + 0.31・年齢(歳)

--- 全体としての回帰直線
── 各年代の上限(2SD)

図10.3　座位式エルゴメーターでの正常な血圧反応の上限値[1]

運動負荷時における収縮期血圧の正常値

　実際的な大まかな原則としては，負荷100Wattに至るまでは収縮期血圧が200mmHgにならないと考える。
　しかしこの原則は，被験者の年齢を考慮に入れていないことが欠点である。高齢者は加齢に伴う動脈硬化によって，同等度の負荷においても当然血圧値が上昇する。ケルンの研究グループのHeckは負荷強度と収縮期血圧そして年齢との間の相関関係を導いた。図10.3に統計学的な比較すなわち回帰直線と各年代における血圧の上限値を示す。負荷時の収縮期血圧を評価するためのこの図は，血圧値を書き入れることにより活用できる。
　臨床的には，上記の関係から次にあげる"ワンポイント原則"が導き出される。：「200Watt−年齢」の負荷段階までは血圧が200mmHgを越えることはない。150Wattにおける血圧が200mmHgの場合，70歳代ではいまだ正常範囲であるが，30歳代ではすでにかなり高い値ということになる。

1) Rost R, Hollmann W. Belastungsuntersuchungen in der Praxis. Stuttgart, New York: Thieme, 1982.より引用

運動負荷時における拡張期血圧の正常値

Franzは，100Watt負荷における正常値を男性では92±9，女性では93±7mmHgと報告[1]した。そこで大まかな原則として，100Wattでの拡張期血圧は100mmHgを越えないという基準が成り立つ。運動負荷時の間接法による血圧測定は信頼性に欠けるといわれているが，われわれはこれらのパラメーターを評価の際に総合的に考慮している。見かけ上正常範囲にとどまっている値であっても，実際は極端に高い値が誤って低い値にとどまり得るので無視はしない。間接法による測定値を，基本的な値として採用はしないにしても見過ごしてはならないだろう。というのは，血圧はしばしば誤って測定されるにしても，いつも誤りの意味は深いからである。拡張期血圧の際立った上昇は病的であると考えねばならない。これらの現象の臨床的意義をSheps[2]が報告している。彼の観察によれば，15mmHg以上の拡張期血圧の上昇は，しばしば冠動脈に高度の変化が認められるという。

臥位エルゴメーター運動負荷検査における血圧動態

上述した正常値は座位での検査に関したものなので臥位の検査についても触れなくてはならない。臥位での運動負荷試験は筋力発揮が大きくなり，さらに，静脈灌流が増えるため血圧は上昇する。この事実は，著者たちによる比較運動負荷試験によっても証明されている（図10.4）。臥位の場合は座位に比べて，10Watt負荷当たりおよそ1mmHg高いと考えられる。したがって，臥位での100Wattの負荷では，座位よりも10mmHgだけ収縮期血圧は高くなる。

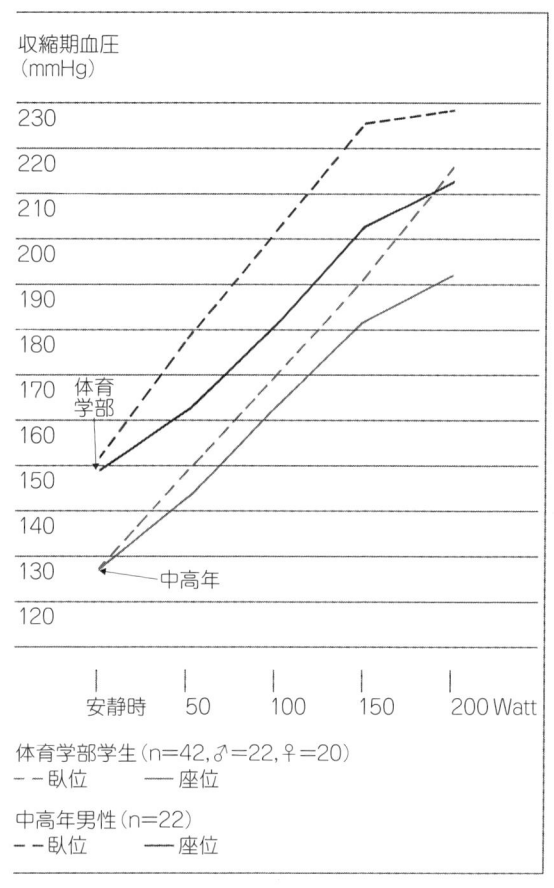

図10.4
体育学部学生と40歳以上の被験者を対象にした座位式と臥位式エルゴメーターによる収縮期血圧動態[3]

検査はそれぞれ同一のエルゴメーターを使用して行なった。臥位式エルゴメーターは，同じ運動負荷強度においてより高い血圧を示した。血圧値の差は，中高年群の方が若年群より大きかった。

1) Franz, 1982
2) Sheps ct al., 1979
3) Rost R, Reinke A, Bjarnason B. Vergleichende Ergometrie in liegender und sitzender Position. Dtsch Z Sportmed 1987; 38: 280-8.より引用

運動負荷試験

運動負荷試験後の血圧動態

Franzによれば，負荷終了後は5分で血圧は再び正常に復するとされている。すなわち，少なくとも，140/90mmHgに低下することになる[1]。負荷後の上昇した血圧値に注目することは正常血圧と高血圧を鑑別するてだてとして優れている。

運動負荷によって血圧の規則的反応に反して正常値への回復が遅延すれば，血圧調節の障害を意味している可能性を考える。しかし，この仮説はまだ十分に確認されていない。運動負荷後の血圧変動は個人の起立時の静力学的影響を受けるため，われわれは運動負荷後の血圧を一般化して述べることに慎重な態度をとっている。

運動負荷時の血圧の臨床的な評価

次に運動負荷条件下での血圧測定は安全性の面に関して寄与するものである。（運動負荷中止の基準になる血圧の異常上昇または少ない上昇に関してはp65を参照）。

予後―診断の意義

運動性高血圧はそれ自体が疾患であるか？

運動負荷時における異常な血圧上昇は，臨床現場ではしばしば病的な意味合いをもって"運動性高血圧"と名付けられている。その背景には，運動負荷時の血圧上昇は器質的な血管疾患を招き，動脈硬化の発生を導くのではないかという考えがある。そこで"運動性高血圧"の治療の重要性がしばしばもちあがってくるのである。

これについては，上述の相互関係が証明されていない――おそらくまだないと思うが――ということを明確に記述しておく。さらに運動負荷時の短時間の血圧上昇と，高血圧のように長期にわたる高血圧値とは病的意味が同一ではないはずである。また正常血圧のスポーツマンでは，運動によって生理学的に毎日1時間以上にわたって血圧が高くなると考えられるが，心臓血管系の疾患は増えるどころかむしろ減っているのである。一般的なやり方で運動性高血圧患者に薬物治療を推奨するのは正しくない。この見解はドイツ高血圧連盟の研究グループの結果によっている[2]。しかしながら，このことはすでに臓器に基礎疾患がある場合には該当しない。とくに冠動脈疾患の場合，日常活動が制限されており，たとえば階段昇降時等に血圧上昇が大きく，危険性を伴うという場合がそうである。このような時は，とりわけ運動負荷時の血圧を低下させるという観点のもとに降圧処置

---

1) Franz, 1982
2) Anlauf und Bock, 1984

がなされなければならない。

後に高血圧へ進行する運動性高血圧：論文には，負荷時における高い血圧上昇は，だいたい後に高血圧に進行することが"見通せる"という一連の指摘がある[1]。

著者らは，原則的にこの事実をわれわれの被験者によって証明することができた。4000例の運動負荷試験の中で，高血圧の既往や安静時の血圧の高値もなく，負荷時の血圧が過剰であった症例をさかのぼって探し出した。

16歳から72歳までの57名をコントロール研究の対象とした。これらの被験者の観察期間は5.0±1.8年であった。このグループは32人の正常血圧と25人の境界域高血圧に分けられ，さらに年齢45歳で分類した。これを同一年齢の"負荷陰性"のコントロール群と対比させた。結果を，図10.5に示す。"負荷陰性"群には高血圧に進行する者はおらず，一方"負荷陽性"群では，3分の1が高血圧となった。境界域高血圧で中高年群は，経過を追うと70％が安静時高血圧になった。それに対して，若年者の運動時のみに血圧が高値を示した正常血圧群では，5％弱の者しか高血圧にならなかった。

この結果は，運動負荷時における過剰な血圧上昇は，後に高血圧に進行することが予測されることを示している。とりわけ高血圧の危険域に近ければ近いほどそのようになっている。

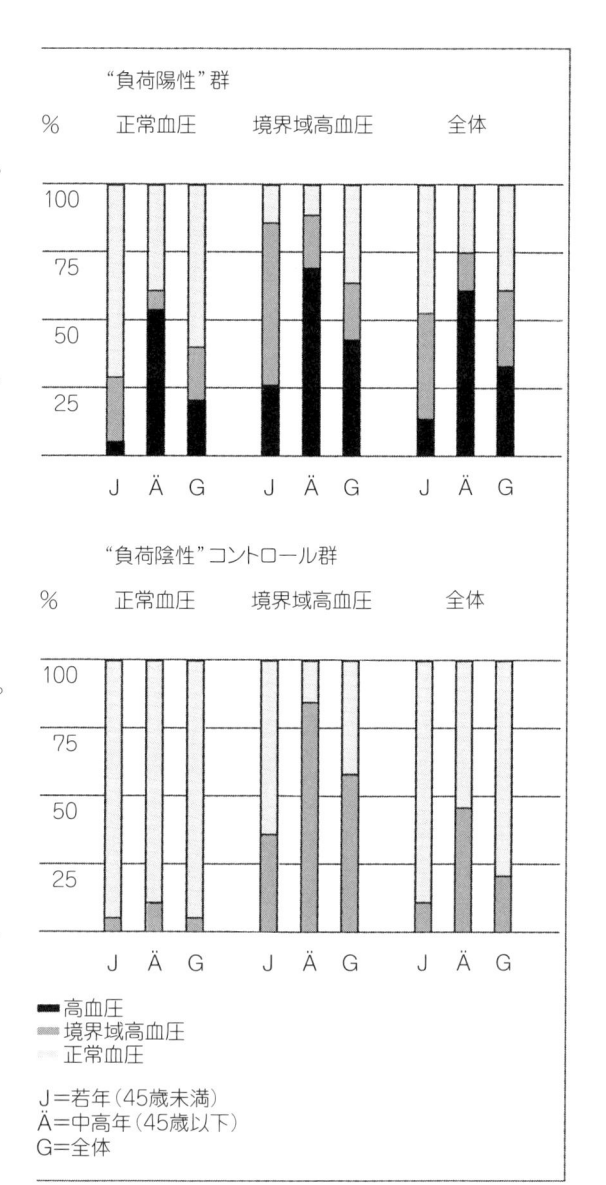

■ 高血圧
■ 境界域高血圧
□ 正常血圧

J＝若年（45歳未満）
Ä＝中高年（45歳以下）
G＝全体

図10.5
負荷陽性群と負荷陰性群の安静時高血圧への推移[2]

詳細に関しては文献[2]の本文を参照されたい。最初の検査で"負荷陰性"のコントロール群は境界域高血圧になることはあっても顕性の高血圧には進行しなかった。一方，"負荷陽性群"は逆にその進行がみられた。

1) Wilson et al., 1979; Franz, 1981
2) Amecke F, Rost R. Prognostic significance of an overshooting exercise blood pressure as an indicator of subsequent manifestation of hypertension. In: Löllgen H Mellerowicz H. Progress in ergometry quality control and test criteria. 5. Int. Seminar on Ergometry. Berlin, Heidelberg: Springer, 1984: 212-6.より引用

運動負荷試験

運動性高血圧のあるスポーツ愛好家への助言

　運動負荷における血圧が異常に上昇すれば，その人はおそらく後に高血圧への進行が予測されることを知っておくべきである。このことは，予後に関係する因子の有無，例えば高齢，境界域高血圧や家族歴のある場合にはより一層確実となる。

　上記に該当する者は，自己の血圧値を常に注意しておくことが望ましい。さらに，正常体重の維持または獲得，減塩食，そして持久的な運動等の一般的な療法によって予防しなければならない。高値の運動性高血圧は，スポーツの運動耐容能に悪影響は及ぼさない。ランニングや自転車等，高血圧において推奨されているスポーツ種目は，もちろん続けて実施することができる。臨床現場では，高血圧に不適当とされている，例えば筋力発揮のスポーツを続けるべきか否かという問題にしばしば直面する。さらに次のことに注意しておかねばならない。つまり，血管系になんら障害がない場合の運動負荷時の異常な血圧上昇は，危険がないということである。別の言葉で言うならば，時間が経過して血管障害が進行している時はリスクが高くなり，無視できない。

　薬物療法は，例えば冠動脈疾患（p70の下参照）やスポーツ心臓として説明できない心筋肥大などの付属する因子が証明された場合のみ適応がある。

他の心疾患の運動負荷時血圧の予後の意義

　Bruggerは，多くの運動性高血圧者は冠動脈が危険な状態にあるとしている。つまり心筋梗塞患者では36.8％が運動性高血圧であり，それに対して，冠動脈正常者は8.3％にすぎなかったとしている[1]。

　予後に関してとりわけ重視されるのは，運動負荷血圧の上昇が少なすぎる場合である。Irvingは1,568名の冠動脈疾患患者において，運動負荷時の血圧と突然死の間に密接な関係があったことを述べている[2]。トレッドミル運動負荷試験において血圧が140mmHgまで上昇しなかった患者では，ちょうど10％が1年以内に突然死した。さらにその患者の中で，最高血圧が200mmHg以上であった者の突然死は0.66％であった。

　この研究者は運動負荷時の血圧上昇が少なすぎる場合は，古典的な基準とされている心電図上のST低下，重度の不整脈よりも突然死の予測にはよいと結論づけている。

　Sanmarcoは，病理解剖学的見地から運動負荷時の血圧上昇が少ない患者の70％は重度の3枝病変かまたは，左冠動脈主幹部狭窄が見られたとしている[3]。

---

1) Brugger und Klein, 1982
2) Irving et al., 1977
3) Sanmarco et al.,, 1980

運動負荷時の血圧測定は，スポーツを愛好する高血圧患者への助言として実際的であり重要な部分を占めている。間接法による拡張期圧は信頼性に欠けるが，収縮期血圧は予後判定や診断に有用な情報をもたらす。運動負荷時の血圧の異常な上昇は，とりわけ後の高血圧発症への予測となる。このような"運動性高血圧"は，冠動脈疾患や心肥大等の付随する要因がない限り薬物療法の適応にならない。それよりも，減量，減塩食，持久的運動等の一般療法が勧められる。

血管系が障害を受けていない場合，運動時の過剰な血圧上昇は危険ではない。しかし，二次的な血管変化が存在する時は，特に運動で血圧上昇が不十分な場合，左心機能の異常の指標となり予後が不良と考えられる。

運動負荷心電図

負荷心電図は，とくに長期間の重症高血圧で冠不全の可能性を明らかにするために重要である。

評価の際には高血圧患者において再分極異常は，冠動脈に変化がない時でも，肥大によって修飾を受ける可能性を考慮する。冠動脈疾患を疑う十分な愁訴がない場合，この可能性を考慮することが望ましい。疑わしい場合は，心エコー図で肥大を確認する必要があり，冠不全の場合は心筋シンチグラフィーまたは冠動脈造影法で確認する。

また負荷心電図では，運動誘発性の不整脈の診断も可能である。

負荷心電図の結果から治療に必要となる降圧剤を選択する：冠不全の場合はβブロッカー，カルシウム拮抗薬等の冠動脈に作用する降圧薬が優先的になる。治療を要する不整脈の場合はβブロッカーかベラパミルタイプのカルシウム拮抗薬を選択する。

運動負荷試験

パフォーマンスと運動耐容能の評価

　パフォーマンスは，最大試験における最大限の疲労困憊において，あるいは最大下試験すなわち完全ではない疲労困憊において評価される。基本的には疲労困憊度が高ければ高いほど，試験の情報性は増す。疲労困憊まで導けない時，すなわち最大運動負荷による中止条件に至る前に終了した場合，最大下試験によらねばならない。

最大運動能力

　多段階運動負荷試験（p64参照）において少なくとも心拍数が200－年齢に達していた場合，最大運動能力に達したと見なすことができる。この場合は平均して最大心拍数の85％に相当している。

　男性の最大運動能力の正常値は，20～30歳で体重当たり3Wattであり，30歳からは年間1％ずつ，すなわち10年で10％低下する。女性は，20～30歳で体重あたり2.5Wattであり，その後年間0.8％ずつ，すなわち10年で8％低下する。

　例えば，25歳で70kgの体重の高血圧患者は，少なくとも，210Wattに達することになる。45歳の同体重の患者の最大運動能力は，"年齢割引"が20％になるため，170Wattとなる。同様に，25歳で60kgの女性の最大運動能力は150Wattになり，45歳には16％減少するため，125Wattになる。

　女性のパフォーマンスが低いのは，体重が少ないからだけではなく，相対体重の減少によるものである。その原因は，男性と比べて総体重に占める筋肉量が少ないことによる。女性のパフォーマンスは，加齢により男性よりもゆるやかに減少する。

　肥満の高血圧患者で特に強調すべきことは，正常体重者の値と比較して考えることである。170cmで100kgの高血圧患者は普通は300Wattに達することはなく，150Wattほどにしかならない。体重から割り出すと正常なパフォーマンスの半分すなわち1.5Watt/kgにしかなっていない。できれば減量への指導が望まれる。

　トレーニング状態は自転車エルゴメーターによって評価可能だが，制限がある。というのはこの場合，もっぱら心臓血管系のパフォーマンスが把握されるにすぎないからである。これは持久能力の決定的な必要条件である。しかし今日スポーツ種目に特異的なパフォーマンスとしては，しばしば用いられる柔軟性，巧緻性，筋力などの体力要素がある。

　例えば体操や筋力発揮のスポーツのように持久的な能力を有さない種目のスポーツ選手は，エルゴメーター試験において平均的なパフォーマンスしか導き出せない。それに対し持久的な運動種目の超一流スポーツ選手，とりわけボート選手などでは，普通のパフォーマンスの2倍つまり6Watt/kgにも達する。混合性のスポーツ種目では，持久能力の部分のみしか評価されない。サッカー選手の場合，エルゴメーターで5Wattの運動負荷を示せば傑出した持久能力として判定される。健常な市民スポーツ実践者は，一般的な最大能力として4Watt/kgに達する。トレーニング状態は上述した正常値をもとに年齢に応じて評価する。例えば，45歳で体重が70kgの市民スポーツ実践者の正常値は170Wattになる。エルゴメーター試験において250Wattであったら，彼は正常値を50％も越えるパフォーマンスを有することになる。

最大下運動能力

最大下の運動能力は負荷試験において完全な困憊状態に至らない場合に評価する。例えば被験者が足の疲労のため早期に中断しなければならないとき等はこれに該当する。

この場合，一般的にパフォーマンスの評価には，心拍数130, 150あるいは170が利用される。脈拍130のパフォーマンスをPWC130（physical working capacity 130）と呼ぶ。実際には心拍数130ちょうどの負荷段階を得ることはまず無いため，隣り合う2点の負荷段階から内挿法または外挿法によって求められる（図10.6）。

正常値

	PWC130 (Watt/kg)	PWC150 (Watt/kg)	PWC170 (Watt/kg)
男性	1.5	2.0	2.5
女性	1.25	1.6	2.0

体重70kgの男性の場合，脈拍130の時は約105Watt，150の時は約140Wattそして170の時は約175Wattになると考えられる。この正常値は驚くことに年齢には依存しない。脈拍130における150 Wattの正常値は20歳の場合にも70歳の場合にも通用するのである。ただし，20歳の脈拍130は中等度の負荷であるのに対し，70歳のそれはすでに最大負荷に達している。

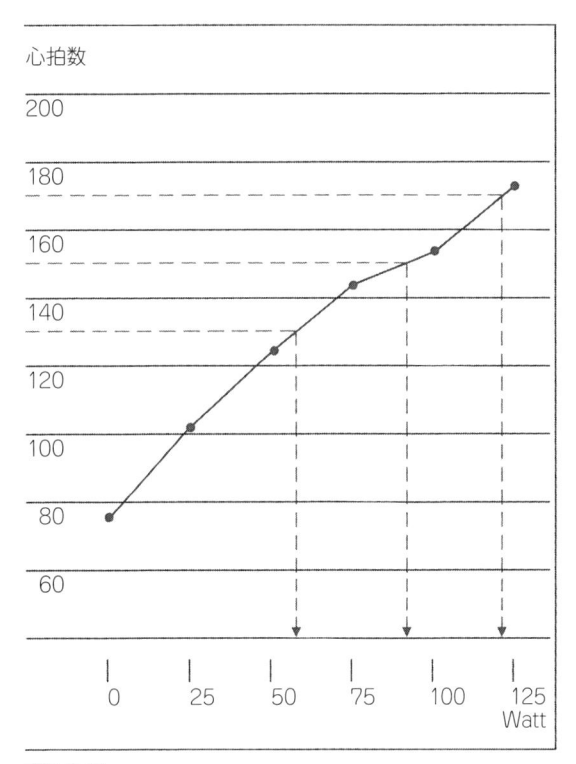

図10.6
心拍数から導き出すパフォーマンス（PWC）の決定法

パフォーマンスは，グラフまたは計算式により内挿もしくは外挿法による近似値で評価できる。
各負荷強度に対応する心拍数をグラフ上にプロットして直線にする。そして心拍数130, 150, 170に相当する負荷強度を内挿法で求める（上述の例を参照）。
内挿法または外挿法の計算は次の式による。

$$PWC = W_1 + (W_2 - W_1) \frac{(P - P_1)}{(P_2 - P_1)}$$

P＝該当する心拍数
W_1＝目標とする心拍数に達していない時点の負荷
W_2＝心拍数Pをちょうど越えた時点の負荷
P_1とP_2＝W_1とW_2における心拍数

運動負荷試験

脈拍に影響を及ぼす薬物治療下の運動能力の評価

　これまで述べてきたパフォーマンスの評価基準は，最大にせよ最大下にせよ心拍数より求められているものである。高血圧患者はしばしば薬物によって心拍数が修飾されていることがある（11章，p96，p97参照）。この場合は他の評価基準によらねばならない。運動医学関係の研究室等では，代謝パラメーターとくに乳酸（図11.14参照）かまたは呼吸商のような呼気ガスパラメーターが利用されている。

　臨床現場では，いわゆるボルグスケールが代わりに有用な指標となる（図10.7）。このスケールは心拍数の変化に注目したもので，上昇する運動負荷に従って心拍数も60から190に対応するようになっている。簡便にするために，心拍数を10で割ってある。被験者は主観的な負荷の感覚を数字または等級別の言葉で表現する。

　心拍数が90の負荷では一般的に"かなり楽である"と感じ，130の負荷では"ややきつい"と感じるスケールである。心拍数に影響を与える薬物では主観的負荷が変化する。βブロッカー投与下では，例えば心拍数が120に上昇すると，被験者が"かなりきつい"＝17（普通は心拍数が170に相当する）と感じて負荷終了することがある。

　この場合は，主観的な評価方法が重要であるので，患者と共同作業で，患者が自己評価できるように教育しなければならない。

　無酸素性代謝閾値（4章p14参照）を越える場合は換気の亢進を伴う。閾値の範囲は乳酸濃度が3〜4mmol/Lに相当し，一般的には"ややきつい"＝13にあたる。この負荷段階までは患者と検者間で十分なコミュニケーションをとれるような強度である。

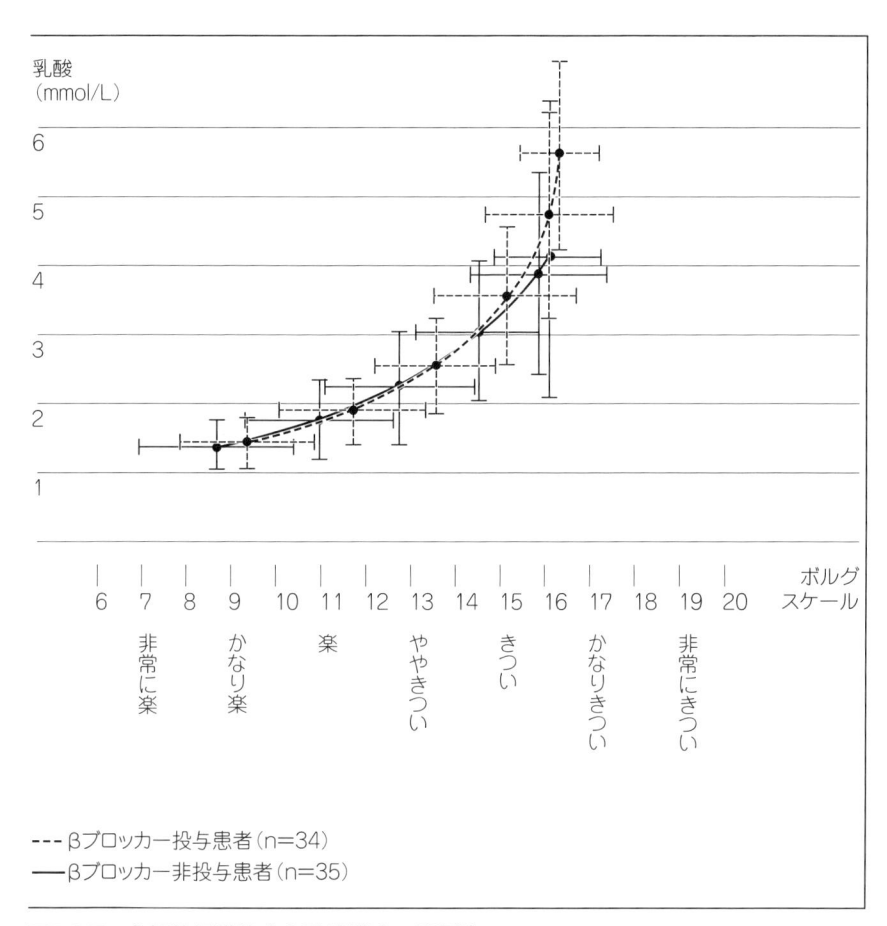

図10.7　主観的運動強度と乳酸濃度の関係[1]

主観的運動強度は，RPE（received perception of exertion）といわれ，ボルグスケール（主観的運動強度）によって表される。βブロッカー服用中の患者は，同じ運動負荷で同じ乳酸濃度であっても服用していない者よりかなり低い心拍数を示す。そこでRPEを用いることにより，代謝上の負担度がよく再現できる。個々の症例では，かなり上かまたは下に偏りがありばらつくことがある。乳酸濃度が3～4mmol/Lに相当する無酸素性代謝閾値は，主観的強度が13～14の"ややきつい"にあたるが，"きつい"までには至らない。

---

1) Rost R: Trainings-wirkungen der Gymnastik. In: Gutsche JK, Medau H (eds): Gymnastik. Ein Beitrag zur Bewegungskultur unserer Gesellschaft. Hofmann: Schorndorf, 1989: 214-21. より引用

運動負荷試験

トレーニングの指導

　運動負荷試験により高血圧患者のための詳しいトレーニング指針を導き出すことができる（6章p41参照）。

　トレーニングは有酸素性代謝閾値によって行なうことが望ましい。これはおよそ180－年齢の心拍数にあたる。40歳の高血圧患者は初めに140/分の心拍数でトレーニングすべきである。トレーニングの結果として，乳酸曲線が右側に移動することにより（6章p37参照），より高い心拍数が処方されることになる。走行運動では，例えば自転車に比べ血圧上昇は相対的に少ないが，心拍数は200－年齢といくぶん高い値になる。

　運動負荷試験において40歳の高血圧患者が例えば140Wattで心拍数140に達したとすれば，そこからその人のめざす運動負荷強度が与えられる。心拍数が薬物によって変化する場合，前述のやり方によって運動負荷強度が選ばれる。その運動負荷は，患者が"きつい"負荷段階以前の"ややきつい"と感じる程度を選ぶ。患者自身はまだ会話が可能な運動負荷強度である。

　表10.1に自転車エルゴメーターによる運動負荷強度と歩行・走行速度の換算表を示す。

　例を上げるなら：50歳の人では理想的なトレーニング心拍数は180－年齢であるため130となり150Wattの運動負荷強度である。体重が70kgの場合，走速度は7分間で1,000mになる。詳しく指導するならば，30分におよそ4～4.5kmを走行するのがよいと教える。運動終了時の脈拍が130になるように，また心拍数に変化をきたす薬物を服用している場合は，運動負荷試験での"ややきつい"という強さを目安にすると良い。

　しかし，最初から30分間ものきつい走行は，運動器に過剰な負担となるため不可能な場合があるかもしれない。そのため綿密なトレーニング形成期間として6から8週間を設定する。走行時間は，まず第一に2分間としその後3分間の歩行を間に入れる。そして初めのうちは徐々に時間を延長していく。

　他の運動様式においては，このように具体的な指導は不可能である。というのは，それらの運動の負荷強度は，技術（とりわけ水泳），器具（自転車）そして外界の因子（風，歩くスキーでの雪面の状態）に左右されるからである。この場合患者は唯一，負荷強度を上述した心拍数の規則に従って推し量ることができる。水泳の場合は特殊であり，潜水反射（p24, 25参照）により心拍数は低くなる。

表10.1 自転車エルゴメーターによる強度をスポーツ医学的に指導する際の換算表[1]

Watt/体重	50	55	60	65	70	75	80	85	90	95	100	105	110	115	kg
50	95	90	85	80	75	70	70								
60	105	100	90	85	80	75	75	70							
70	115	110	100	95	90	85	80	75	75	70					
80	125	115	110	100	100	90	85	80	75	75	70	70			
90	135	125	115	110	105	95	90	90	85	80	75	75	70	70	
100	145	135	125	120	110	105	100	95	90	85	80	80	75	75	
110	155	145	135	125	115	110	105	100	95	90	85	85	80	75	
120	165	155	140	135	125	120	110	105	100	95	90	90	85	80	
130	175	165	150	140	130	125	120	110	105	100	95	95	90	85	
140	190	175	160	150	140	135	125	120	115	110	105	100	95	95	
150	200	185	170	160	150	140	130	125	120	115	110	105	100	95	
160	205	190	175	165	155	145	140	130	125	120	115	110	105	105	
170	215	200	185	170	160	150	145	135	130	125	120	115	110	105	
180	225	205	190	180	170	160	150	140	135	130	125	120	115	110	
190	235	215	200	185	175	165	155	150	140	135	130	125	120	115	
200	245	225	205	195	180	170	160	155	145	140	135	130	125	120	

ウォーキング（細字），**ジョギング**（太字），ランニング（アミの部分）(m/min)

Watt						
75	8′	9′	10′			
100	7′	8′	9′	10′		
125	6′	7′	8′	9′	10′	
150	5′	6′	7′	8′	8.5′	9′
175	4.5′	5.5′	6′	7′	7.5′	8′
200	4′	4.5′	5′	6′	6.5′	7′

体重と負荷（Watt）を考慮した1,000mの移動に要するおよその時間（分）

トレーニング指導の負荷量は，まず第一に自転車エルゴメーターで評価する．負荷量は，心拍数で被験者が180－年齢に達するまでの負荷段階に対応している．この時の心拍数は，表に示されるように体重に依存し，分速（m/min）で表された歩行・走行速度を読み取ることができる．表の下の部分は，速度を計算し1,000mに要する時間で表している．

[1] Lagerstrøm D. Grundlagen der Sporttherapie bei koronarer Herzkrankheit. Köln: Echo, 1987.より引用

11. 降圧薬とスポーツの関係

運動している高血圧患者の降圧薬選択にあたっては，運動負荷の種類を考慮すべきである。βブロッカー，カルシウム拮抗薬，利尿薬，ACE阻害薬，α₁ブロッカー，クロニジン，αメチルドーパなどは運動負荷中の血圧や運動能力に対して各々異なった作用を有している。

訳者注：治療薬名がカタカナの場合は日本で認可されている薬，原文のママの場合は日本で認可されていない薬

高血圧患者の中でも特に若年者の場合は，定期的に運動しているので，運動能力が降圧薬[1]の影響で低下することは日常診療では最も重要な問題である。降圧薬で運動能力が低下しなければ，コンプライアンスがよくなる。安静時血圧や運動負荷時の血圧を下げ，運動能力を低下させないで，しかもトレーニング効果も抑制しない降圧薬が高血圧患者にとって理想的な薬である。

降圧薬の運動能力に対する影響は正常者を対象に研究されてきたが，この結果から高血圧患者の運動能力に対する降圧薬の影響を推測できると考えられる[2]。

高血圧に対する薬物療法

ドイツ高血圧学会の勧告では，最初は単剤（βブロッカー，カルシウム拮抗薬，利尿薬，ACE阻害薬のいずれか）を選択すればよい（図11.1）。降圧効果が不十分な場合は上記の薬物に利尿薬を追加した方がよい（2剤併用）。利尿薬を使わない場合はカルシウム拮抗薬とβブロッカー，カルシウム拮抗薬とACE阻害薬のいずれかの組み合わせを用いる。βブロッカーとカルシウム拮抗薬の組み合わせを用いる場合は，洞結節や房室結節を抑制する危険があるので，ジヒドロピリジン系のカルシウム拮抗薬を使うべきである（ニフェジピンなど）。

2薬併用で十分な降圧効果が得られないときには，3薬を併用することが勧められる。

・利尿薬＋βブロッカー＋血管拡張薬（ACE阻害薬，カルシウム拮抗薬，α₁ブロッカー，ジヒドロアラジン），
・利尿薬＋ACE阻害薬＋カルシウム拮抗薬，
・利尿薬＋α₂刺激薬（クロニジン，αメチルドーパなど）＋血管拡張薬の組み合わせが勧められる。

多薬併用の目的はそれぞれの薬用量を少なくし，十分な降圧効果と副作用の軽減をはかることである。

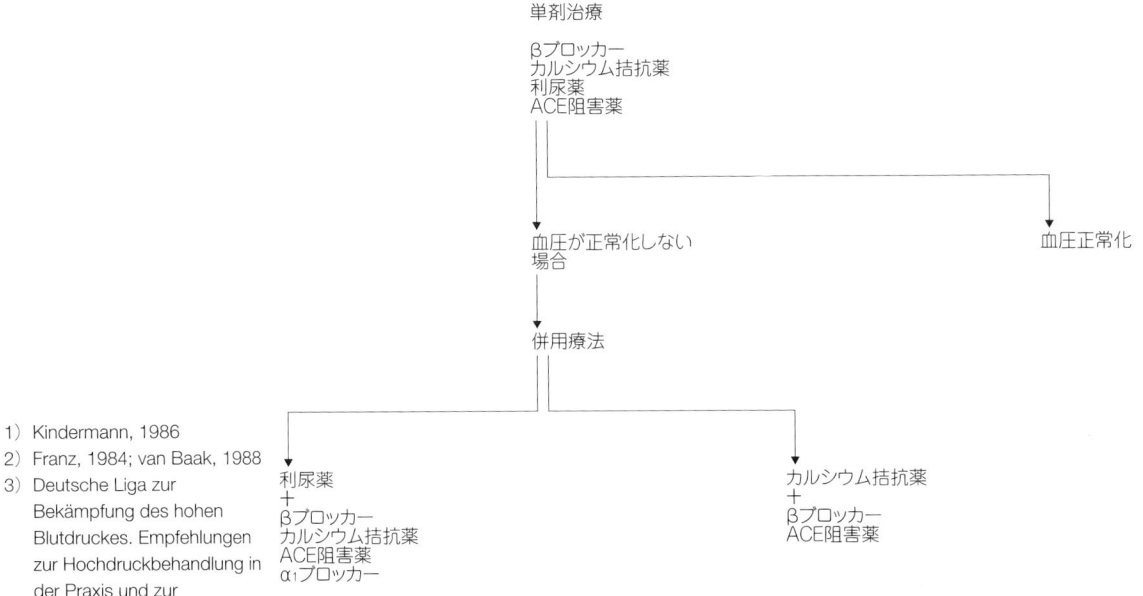

1) Kindermann, 1986
2) Franz, 1984; van Baak, 1988
3) Deutsche Liga zur Bekämpfung des hohen Blutdruckes. Empfehlungen zur Hochdruckbehandlung in der Praxis und zur Behandlung hypertensiver Notfälle. Heidelberg, 1990.

図11.1 ドイツ高血圧学会の高血圧に対する薬物療法についての勧告[3]（1990年10月）

βブロッカー

作用機序

降圧効果の発現には少し時間を要する。降圧効果の作用機序はまだ十分に解明されていない。血行動態に対する効果，中枢神経に対する効果，圧受容器に対する効果，レニン分泌の抑制効果については検討されてきた。βブロッカーは心拍出量を減少し，末梢血管抵抗を上昇する。しかし，時間の経過と共に末梢血管抵抗は低下する。

治療効果

安静時血圧も運動負荷時血圧も顕著に低下させる[1]。長期的な目で見ると，左心肥大も改善する[2]。機序として，降圧効果により心臓の負担が減少することに加えてβブロッカーそれ自体の効果で心肥大を改善する。$β_1$レセプターを抑制することによって，血圧が下がる。$β_2$レセプターを抑制する必要がないので，望ましくない影響が出るときもある。この項では$β_1$選択性ブロッカーとそれ以外のβブロッカーの作用を分けて記載する。βブロッカーの内因性交感神経系の亢進作用で降圧効果が発現していると主張する人もいる。

運動能力

βブロッカーの運動能力に対する効果は次の3つの要因で左右される。
(1) 運動負荷の時間と程度
(2) 運動の種目
(3) βブロッカーの薬理学的特徴[3]

運動能力低下と血圧低下との間には関連がない。

超最大運動負荷および最大運動負荷時の運動能力

エネルギー産生が非乳酸性無酸素性の運動と乳酸性無酸素性の運動とではβブロッカーの影響が異なる。

非乳酸性無酸素性運動ではβブロッカーによる運動能力の変化はない。

数秒しかかからない種目，または筋力や瞬発力や速さや巧緻性を必要とする種目（ウエイトリフティング，陸上競技の投てき，砲丸投げ，跳躍，30mまでのスプリント）ではβブロッカーによる影響はない[4]。

これらの種目の選手の筋肉には速く収縮する筋線維（タイプ2）が多く含まれていることも関連している[5]。

タイプ1のゆっくり収縮する筋線維が多い場合，βブロッカーの内服で運動能力に影響が及ぶ。非乳酸性無酸素性運動におけるエネルギー供給はクレアチニンリン酸を介して行なわれる[6]。動物実験ではこのエネルギー供給系をβブロッカーが抑制する[7]が，人間においては明らかでない。

乳酸性無酸素性運動ではβブロッカーによる影響がある。

多段階運動負荷テストで最大運動と判断された強度の160％のスピードで1分以内に疲労困憊に至るように走る場合，βブロッカーを内服していると早く疲労困憊に至る[8]。非選択性ブロッカーではより早く疲労困憊に至る。βブロッカーの内服では内服しない場合に比べて最大乳酸値，血糖は低くなる。したがって，乳酸性無酸素性運動（200，400，800m走など）では運動能力が低下する。3,000，5,000m走や球技などの種目でも，短時間の無酸素性運動が入るので脚が"重い"とか"こわばった"感じになって疲労が起こりやすくなる。このような場合は$\dot{V}O_2max$も重要な指標となる（4

1) Franz, 1982, 1984
2) Klaus, 1985 Strauer, 1989
3) Kaiser et al., 1985
4) Kaiser et al., 1981; Rusko et al., 1980
5) Clarkson et al., 1980; Costill et al., 1976
6) Kaiser et al., 1981
7) Fellenius et al., 1980
8) Schnabel et al., 1983

降圧薬とスポーツの関係
βブロッカー

章を参照）。βブロッカーの$\dot{V}O_2max$に対する影響については意見の一致がないが，これは測定の方法論の違いによる可能性が大きい。$\dot{V}O_2max$が変化しないとの報告や5～20％低下するとの報告もある。選択性ブロッカーの場合は影響が少ない[1]。

最大運動と超最大運動ではβブロッカーにより運動能力が低下する。この機序の一部には筋肉のグリコーゲン分解の抑制が関わる[2]。筋肉におけるグリコーゲン分解は筋肉の収縮とカテコールアミンの作用により起こる[3]。カテコールアミンはβ_2レセプターを刺激してグリコーゲンを分解する。したがって，非選択性のブロッカーの場合は運動能力を低下させる。最大と超最大運動活動では大量の解糖を必要とする。この反応にはβ_1レセプターとβ_2レセプターが必要とされる。

$\dot{V}O_2max$が減少する理由として血行動態の変化が関与する可能性もある。特に，最大心拍数が強く抑制された場合には，心拍出量の減少時におこる脈拍増加や動静脈酸素分圧較差の増加による代償機構が起こりにくい。

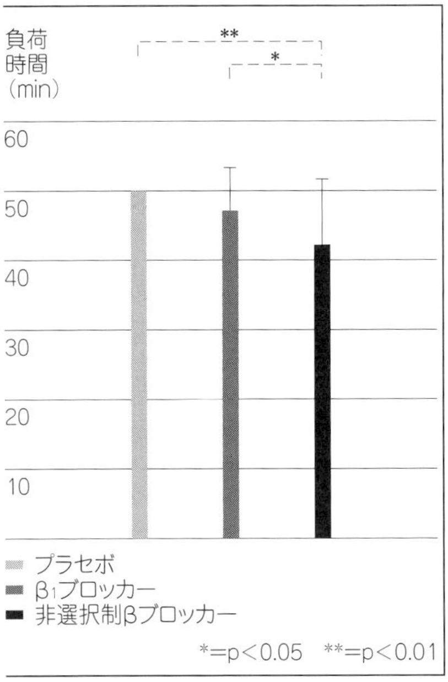

最大下運動負荷時の運動能力

高血圧患者の運動においては，最大下運動負荷時の運動能力の変化が重要である。無酸素性閾値はβブロッカーによって若干低下する[4]。多段階運動負荷のもとでの最大下運動の場合は，乳酸濃度は変化しないかわずかだけ低下する[5]。血糖も変化しない。スポーツに関係する日常診療においては，βブロッカーによる持久力の変化が最も重要である。

持久性スポーツの場合は運動能力がかなり制限される。

75％$\dot{V}O_2max$の強度で50分間を目標にしてトレッドミル上で走らせると，βブロッカーを内服している場合はプラセボと比較して走る時間が短くなる。非選択性βブロッカーの場合は被験者の半数が途中で棄権した。β_1ブロッカーの場合は，途中で棄権したのは19％にすぎなかった（図11.2）。このことや他の文献における報告[6]からも持久力は非選択性ブロッカーでより抑制される。

持久性スポーツの場合の能力の低下は血行動態の変化よりも代謝に対する影響で起こると考えてよい。最大下運動負荷時にはβブロッカーを内服していても酸素運搬能力は動静脈酸素分圧較差の増加で代償できるので，非選択性βブロッカーの場合でもβ_1選択性ブロッカーの場合でも，最大下運動時の酸素運搬能力は低下しない[7]。

代謝に対する影響：βブロッカーを内服している場合は，カテコールアミンによる脂肪分解が抑制されるので（図11.3），エネルギー源としての脂肪酸の供給が減少する。その結果，筋肉における遊離脂肪酸が減少し，酸化によるエネルギー産

---

1) Fellenius et al., 1983
2) Galbo et al., 1976; Gorski und Pietrzyk, 1982
3) Gross und Mayer, 1974; Stull und Mayer, 1971
4) Kindermann et al., 1984
5) Kindermann et al., 1984; Rost, 1983
6) Kaiser, 1984; Lundborg et al., 1981; Tesch, 1985; van Baak, 1988
7) Ekblom et al., 1972
8) Galbo et al., 1976
9) Kindermann W, Scheerer W, Salas-Fraire O, Biro G, Wölfing A. Verhalten der körperlichen Leistungsfähigkeit und des Metabolismus unter akuter Beta$_1$-und Beta$_{1/2}$-Blockade. Z Kardiol 1984; 73: 380-7. より引用
10) Aigner et al., 1983; Franz und Lohmann; 1979

図11.2　50分間を目標としたトレッドミルによる持久走の走行時間[9]

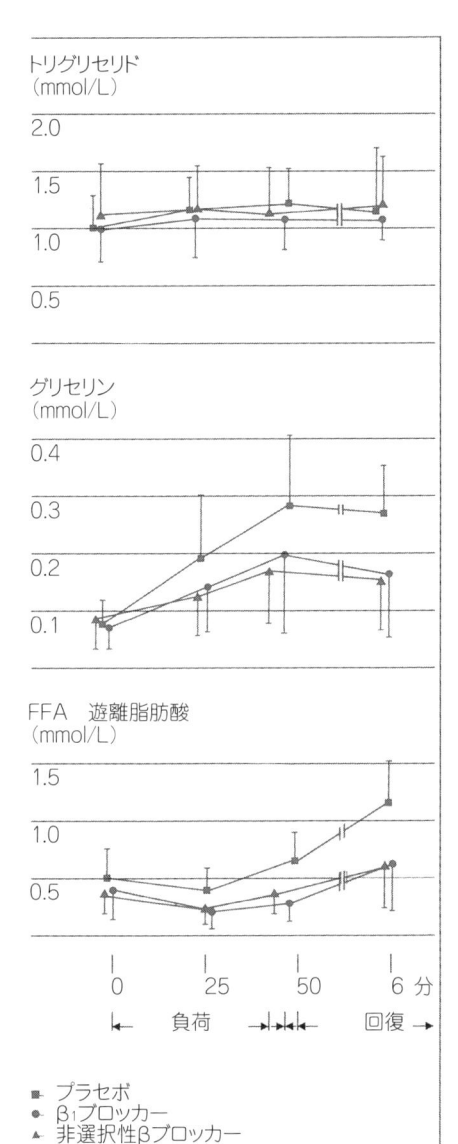

図11.3
持久性スポーツをしている時の中性脂肪，グリセロール，遊離脂肪酸の変化[9]

生が減少する。

　遊離脂肪酸は減少するが，持久力を維持するために必要とされるエネルギーを他の物質の燃焼で補う。代償的にブドウ糖の利用が増えたことは呼吸商が上昇することで判断できる[8]。

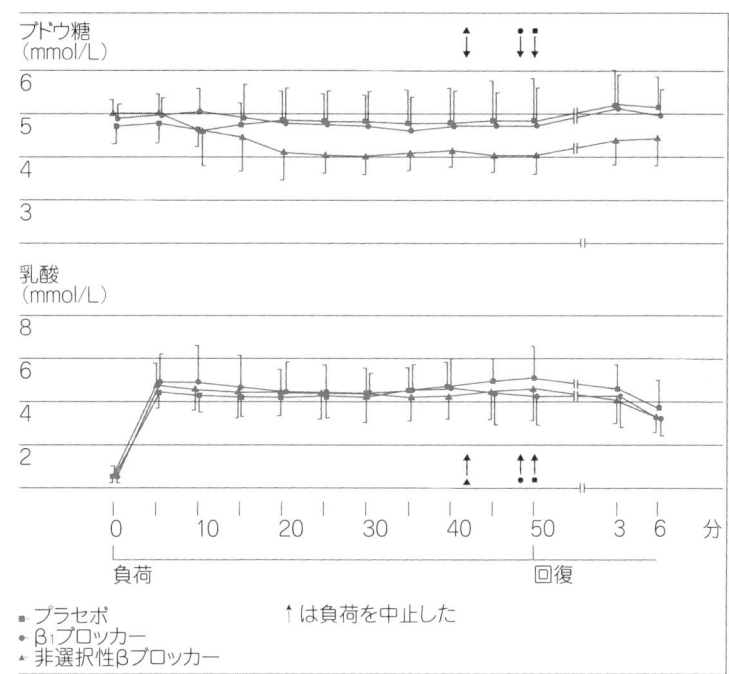

図11.4　持久性負荷時の血糖と乳酸の変化[9]

　カテコールアミンによる筋肉でのグリコーゲン分解には $β_2$ レセプターが重要である。$β_1$ ブロッカーの場合は $β_2$ レセプターの抑制がない。したがって，短期間であれば，脂肪分解が抑制されても，グリコーゲン分解でエネルギーが供給できる。血糖と乳酸濃度は変化がない（図11.4）。

　非選択性 β ブロッカーの場合は $β_2$ レセプターも抑制されるので，筋肉のグリコーゲン分解も抑制され，グリコーゲン分解によるエネルギー供給は制限をうける。代償的に肝臓のグリコーゲンを分解しエネルギーを供給するが，肝臓のグリコーゲンは早急に消失するため，低血糖が起こりうる（図11.4）[10]。

　$β_1$ ブロッカーの場合では，運動負荷が数時間にわたるときには，脂肪分解を抑制することによりグリコーゲンを早く消費してしまうために，運動能力は低下する。

降圧薬とスポーツの関係
βブロッカー

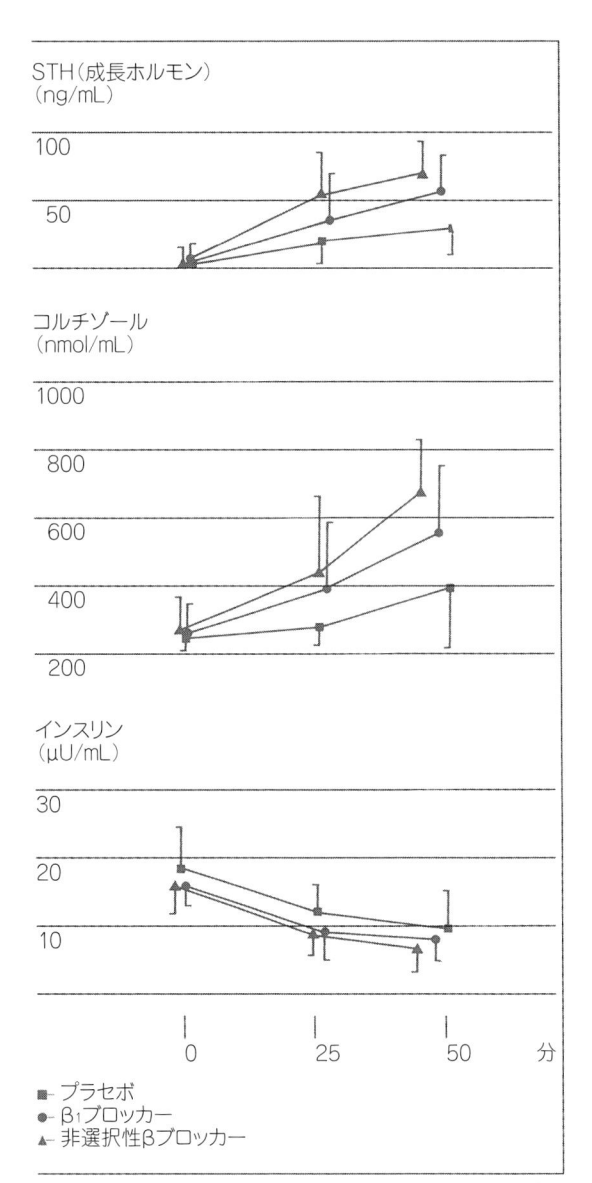

図11.5 持久性スポーツ時のSTH（成長ホルモン），コルチゾールとインスリンの変化[1]

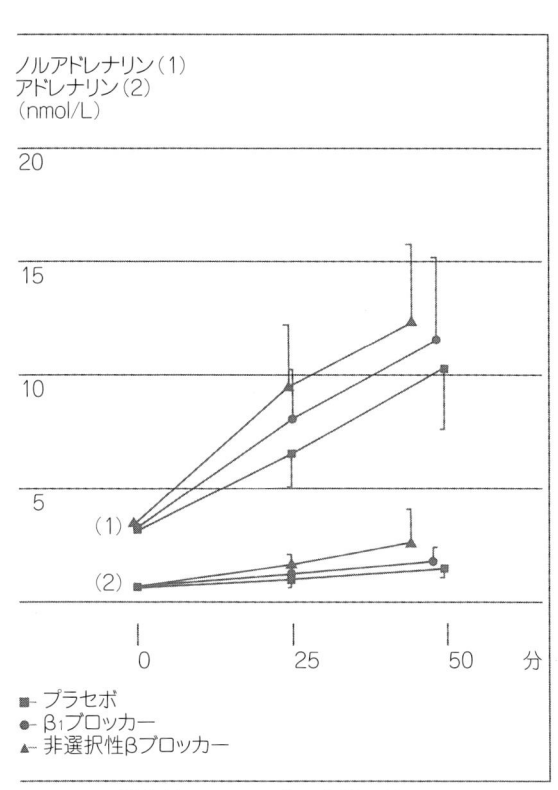

図11.6 持久性スポーツ時の血漿アドレナリンとノルアドレナリンの変化[1]

ホルモンの変化：代謝の変化の影響によって，さまざまなホルモン動態の変化が起こる。βブロッカーを内服していて，持久性スポーツを行なっている場合に起こるSTHとコルチゾール（図11.5），または血漿カテコールアミンであるアドレナリンとノルアドレナリンの上昇（図11.6）は代謝や血行動態の変化に対する代償機構である[2]（カテコールアミンの場合は血行動態の変化に対する代償も関与する）。非選択性βブロッカーの場合は代謝の抑制がより強いので，ホルモンの変化もこの機序の影響を受ける。

1) Kindermann W, Scheerer W, Salas-Fraire O, Biro G, Wölfing A. Verhalten der körperlichen Leistungsfähigkeit und des Metabolismus unter akuter Beta1- und Beta1/2-Blockade. Z Kardiol 1984; 73: 380-7.より引用
2) Franz et al., 1983; Lohmann 1981

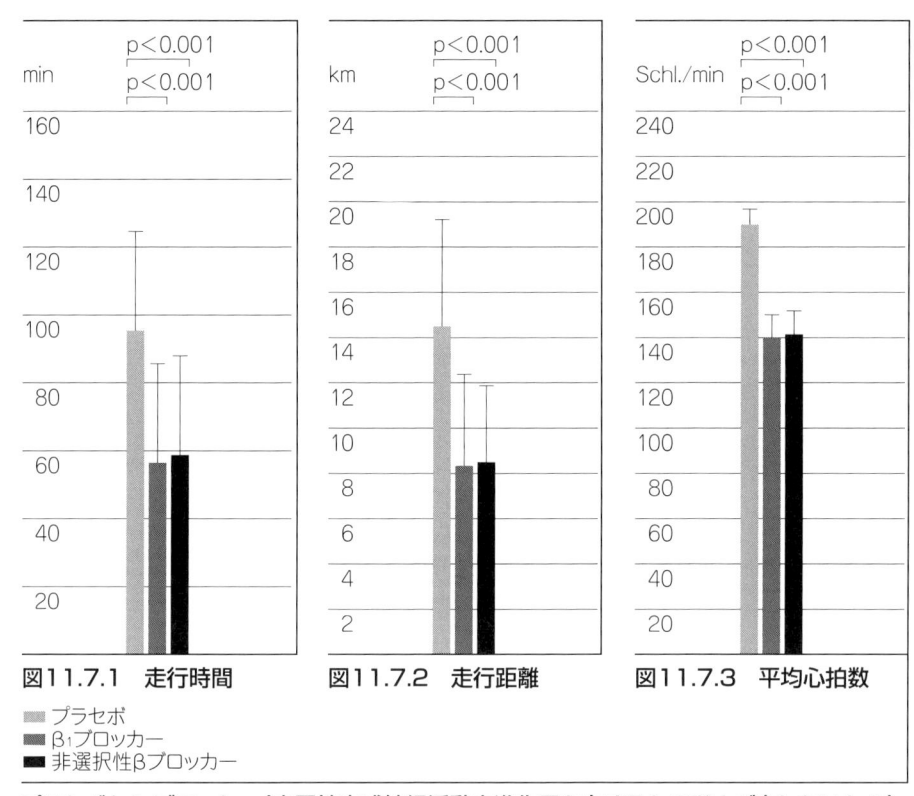

図11.7.1 走行時間
図11.7.2 走行距離
図11.7.3 平均心拍数

- プラセボ
- β₁ブロッカー
- 非選択性βブロッカー

プラセボとβ₁ブロッカー（内因性交感神経活動亢進作用を有するものおよび有しないもの）を内服している場合における走行時間，走行距離，平均心拍数の比較[2]

血清カリウムの変化：βブロッカーを内服している場合は，運動負荷中の血清カリウムは上昇し，負荷終了後のカリウム回復は遅れる[1]。カリウムの膜透過は$β_2$レセプター刺激で起こるので，カリウム上昇反応は非選択性ブロッカーの方が強い。血清カリウムの変化は筋肉の収縮に影響を及ぼすので，運動能力は影響を受ける。

内因性交感神経亢進作用（ISA）は重要ではない：運動能力に対する影響にとって，内因性交感神経亢進作用を有するβブロッカーと有しないβブロッカーとの間に差はない。75%$\dot{V}O_2max$の最大下運動負荷において，内因性交感神経亢進作用を有するβブロッカーと有しないβブロッカーとの間で走行時間と走行距離に差はない。したがって，内因性交感神経亢進作用を有するβブロッカーは運動能力の発揮に対して特に有用ではない（図11.7）。

循環と筋肉運動に関連の少ない種目

この種目の場合は循環と筋肉運動以外の能力がパフォーマンスに関係がある（4章．p17）。

自動車レース，オートバイレース，リュージュ，ボブスレー，飛行スポーツ，射撃，ゴルフ，乗馬，ボーリングなどの場合は脈拍と心拍出量の異常な上昇や緊張による冷汗や手の振戦などが試合の障害になることがある。その他に不整脈が起こることもある。

1) Kullmer und Kindermann, 1985
2) Kullmer T, Kindermann W, Singer M. Effects on physical performance of intrinsic sympathomimetic activity (ISA) during selective β₁-blockade. Eur J Appl Physiol 1987; 56: 292-8. より引用

降圧薬とスポーツの関係
βブロッカー

βブロッカーによって，異常な循環の反応を正常化することができる。また，緊張した状態にもいい影響を与える[1]。その結果，これらの種目におけるパフォーマンスが良くなる。しかしながら，危険が伴うスポーツの場合（カーレース，スカイダイビングなど）は緊張感がなくなることが新たに危険な要素を加えることになる。集中力や反応性にはネガティブな影響がない。

しかし，種目によっては（射撃など）パフォーマンスを向上させるので，ドーピングコントロールの対象となる（12章. p102）。

βブロッカー内服時のトレーニングの効果

βブロッカーの内服によってトレーニング効果が抑制されるかどうかは日常診療にとって最も重要なポイントである[2]。トレーニング効果が発現するためには交感神経系が重要な要素となるとの報告がなされてきた。

しかし，βブロッカーがトレーニングに対してどのような影響を及ぼすかについての研究結果には議論の余地がある。研究者によってはβブロッカーの内服による影響はないとしており[3]，また$\dot{V}O_2max$が軽度上昇する[4]，あるいは脂肪代謝における血管保護機転に変化がない（HDLの上昇がない）と報告している研究者もいる[5]。

文献によっては，βブロッカーを内服している場合にトレーニング効果が発現する事は可能であるが，心臓血管系や代謝の適応がおこるためには交感神経系が正常に作動している必要がある。

βブロッカーは安静時血圧と運動負荷中の血圧を下げる。しかしながら，それと同時に，有酸素性運動と乳酸性無酸素性運動においては運動能力が低下する。逆に，循環や筋肉に関連の少ない種目では，運動能力は向上する可能性がある（表11.1）。

非選択性ブロッカーはβ1ブロッカーに比べると運動能力を強く抑制する。非選択性ブロッカーを内服している場合は運動負荷中に低血糖が起こる可能性がある。運動能力に対して内因性交感神経活動亢進作用を有しているβブロッカーは特に有利ではない。冠状動脈硬化症ではβブロッカー内服で心筋の酸素消費が減少するので，運動能力が上昇することがある（図11.8）。

1) Lehrl et al., 1977;
   Moser und Hilmer, 1977;
   Siitonen und Jänne, 1976;
   Videman et al., 1979
2) Henriksson et al., 1979;
   Östman-Smith, 1976;
   Sigvardsson et al., 1978
3) McLeod et al., 1984;
   Nylander, 1985; Obina et al., 1979
4) Sable et al., 1982
5) Lawlor et al., 1985

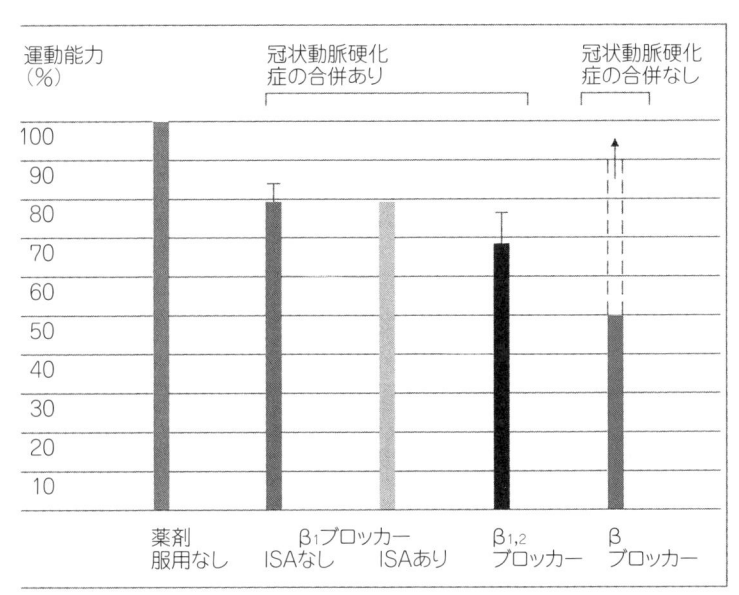

図11.8 冠状動脈硬化症の合併のある患者とない患者において薬理学的に効果機序の異なるβブロッカーを内服した際の持久力のコントロール群との比較

表11.1 βブロッカー内服時の種目別の運動能力変化

スポーツ種目	運動能力	スポーツ種目	運動能力
バドミントン	↓	乗馬	↔(↑)
バスケットボール	↓	レスリング	↓
ワンダーフォーゲル	↓	リュージュ	↔(↑)
ボブスレー	↔(↑)	ボート	↓
ボディビル	↔	射撃	↑
ボクシング	↓	水泳	↓
アイスホッケー	↓	ヨット	↔
フィギアスケート自由	↓	スキー（アルペン）	↔(↑)
フィギアスケート規定	↑	スキー（クロスカントリー）	↓
スケートスプリント	↓	スキー（ジャンプ）	↔(↑)
ファウストボール	↔	スプリント（100m以上）	↓
フェンシング	↔	スプリント（50m以下）	↔
飛行スポーツ	↔(↑)	跳躍種目（高跳び,幅跳び,三段跳び,棒高跳び）	↔
サッカー	↓		
競歩	↓	スカッシュ	↓
ウェイトリフティング	↔	サーフィン	↔
ゴルフ	↔(↑)	競技ダンス	↔(↓)
体操	↔	ダイビング	↔
ジョギング	↓	テニス	↓
柔道	↔(↓)	卓球	↔(↓)
カヌー	↓	トランポリン	↓
空手	↔	トライアスロン	↓
ボウリング	↓	高跳びこみ	↓
長距離走	↓	体操や新体操	↔
中距離走	↓	バレーボール	↔(↓)
モータスポーツ	↑	投てき種目（砲丸投げ,やり投げ,円盤投げ,ハンマー投げ）	↔
自転車	↓		

降圧薬とスポーツの関係
カルシウム拮抗薬

作用機序

カルシウム拮抗薬は遅延型カルシウムチャンネルによって細胞膜からのカルシウムの流入を抑制し，細胞内のカルシウム濃度を下げる[1]。さらに細胞内のカルシウム受容体のカルモジュリンをブロックする[2]か，あるいは細胞内にある筋小胞体からのカルシウム放出を抑制する[3]ことにより，細胞内のカルシウムイオンを減少させるというメカニズムを持っている。

カルシウム拮抗薬は血管の平滑筋を弛緩させる。同時に心臓の動きを抑制する働きがあるが，カルシウム拮抗薬はそれぞれ化学構造が異なるため，それによる違いが存在する。

分類

Fleckenstein[1]は，カルシウムが細胞膜を通り流入するのを抑制する時の特徴からカルシウム拮抗薬を二つのグループ（AとB）に分類した。

表11.2にこれらのグループに属するいくつかの例をあげている。最近のWHOの分類によるとジルチアゼムは個別に分類されている。それほど特徴的でないBグループに含まれる物質は次の三つに分類される。フルナリジン様物質，プレニラミン様物質，その他の物質（パーヘキリンなど）。

グループBの物質は高血圧の治療には関係ないので，ここからはグループAのカルシウム拮抗薬についてのみ述べる。ジルチアゼムはもともと分類されていたとおり，ベラパミル様物質の分類にはいる。理由は基本的に血流力学的反応あるいは代謝的反応および運動能力において違いが見られないためである。フェロジピンは血中半減期の長い，新しいタイプの血管特異的なカルシウム拮抗薬であり，ジヒドロピリジンのグループに属する。

治療効果

ジヒドロピリジンタイプのカルシウム拮抗薬は強い血管拡張効果があるものの，陰性変力作用はほとんどない。心臓の電気生理学上の数値に影響することはない。

それに対して，ベラパミル様物質は血管拡張効果がそれほどないが，陰性変力作用ならびに神経の興奮や伝導の抑制という心臓への効果はある。

カルシウム拮抗薬による血圧の低下は血流力学上，末梢血管抵抗の低下による。

心拍出量はベラパミル様物質の場合は一定であるが，ジヒドロピリジンタイプのカルシウム拮抗薬の場合少し増加する傾向がある。心拍数はベラパミル様物質の場合簡単に下がるが，ジヒドロピリジンタイプのカルシウム拮抗薬で長期間治療を受けている場合はほとんど一定のままである。どちらのカルシウム拮抗薬も運動負荷を加えた場合収縮期血圧，拡張期血圧はともに下がる。ただしβブロッカーを服用している場合，収縮期血圧はかなり下がる[4]。

心肥大の改善は圧依存的に行なわれ，量的にはβブロッカーとほぼ同じである[5]。

---

1) Fleckenstein, 1983
2) Johnson und Fugman, 1983
3) Cauvin et al., 1983
4) Franz und Wiewel, 1985; Yamakado et al., 1983
5) Strauer, 1989

表11.2　カルシウム拮抗薬の分類

グループA	
ジヒドロピリジン系	ニフェジピン
	ニトレンジピン
	フェロジピン
ベラパミル	ベラパミル
	ジルチアゼム
	ガロパミル
グループB	フルナリジン
	シナリジン
	プレニラミン
	フェンディリン
	パーヘキリン

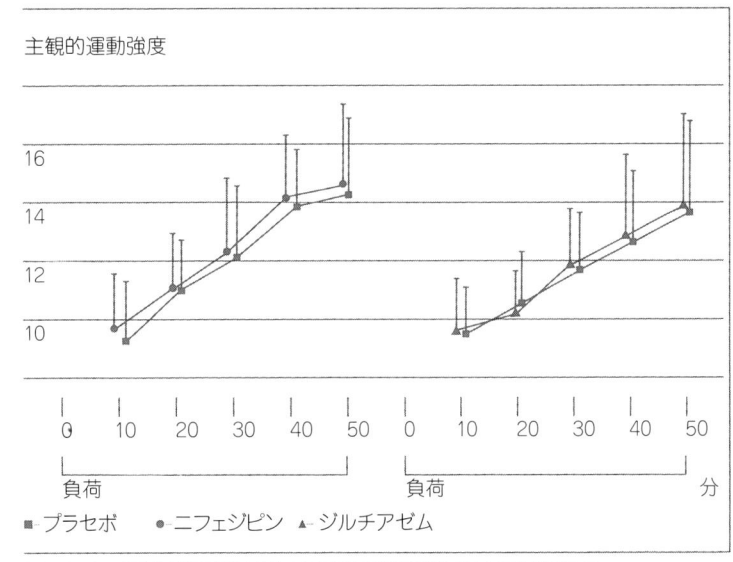

図11.9　最大酸素摂取量の75％の運動強度での被験者の主観的運動強度[1]
左　プラセボとニフェジピンを服用　右　プラセボとジルチアゼムを服用

運動能力

超最大運動負荷および最大運動負荷時の運動能力

最大運動強度および最大酸素摂取量はニフェジピンやジルチアゼムまたベラパミルによって急性的にも慢性的にも影響は受けない[2]。カルシウム拮抗薬を服用している場合は，直接に比較するとβブロッカーを服用している場合よりも最大酸素摂取量は高くなる[3]。

無酸素性運動の際の超最大運動負荷についての研究結果はまだない。被験者に限界まで負荷をかけて運動をさせた場合，最大乳酸値に変化はなく[4] 運動能力がカルシウム拮抗薬によって制限されることはない。

最大下運動負荷時の運動能力

最大酸素摂取量の60％から75％の持続運動をトレッドミルか自転車エルゴメーターで行なった場合，運動時間はカルシウム拮抗薬を服用している場合とコントロールとの間に差は見られない。ジヒドロピリジンタイプでも ベラパミル様物質でも早めに運動を中断しなければならないということはなかった[5]。

被験者の主観的運動強度は運動時間に比例し，それはカルシウム拮抗薬とプラセボでも同様である（図11.9参照）。それに対してカルシウム拮抗薬とβブロッカーを直接に比較すると運動時間はβブロッカー服用の方が短くなる[6]。このことからカルシウム拮抗薬は筋肉疲労を早めることはないことがわかる。

1) Kindermann W. Calcium antagonists and exercise performance. Sports Med 1987; 4; 177-93.より引用
2) Kindermann,1987; Kindermann et al. 1985, 1986; Petri et al., 1986; Raffestin et al., 1985
3) Vanhees et al., 1988
4) Kindermann et al. 1985
5) Kindermann, 1987; Kindermann et al., 1986; Mooy et al., 1987; Raffestin et al., 1985; Vanhees et al., 1988
6) Mooy et al., 1987; Vanhees et al., 1988

降圧薬とスポーツの関係
カルシウム拮抗薬

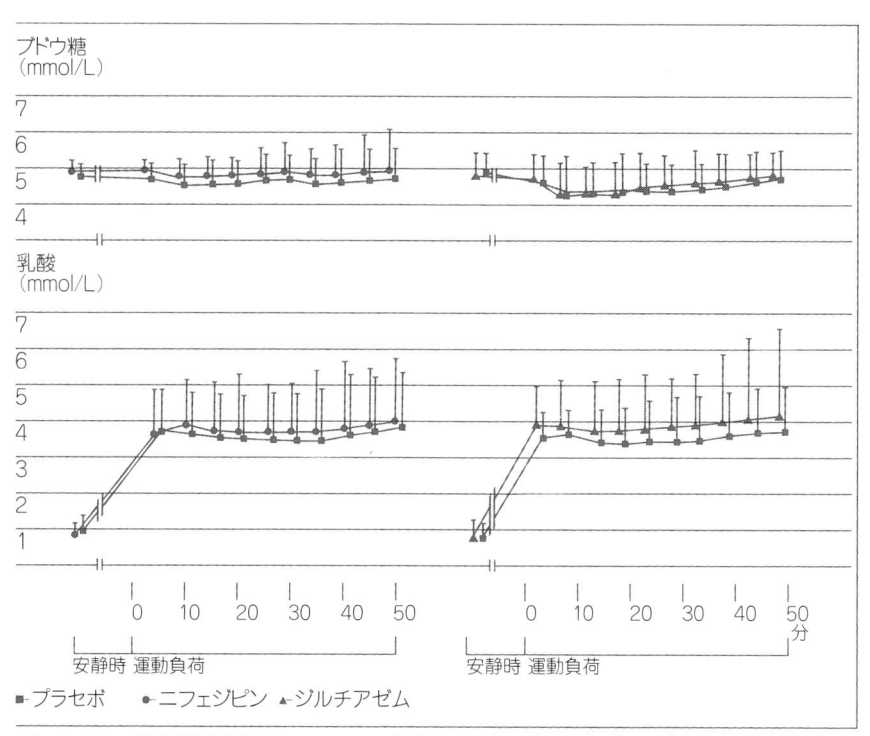

図11.10 最大酸素摂取量の75％の負荷で持続運動した場合のブドウ糖と乳酸の血中濃度[1]
左側:プラセボとニフェジピン服用の場合　　右側:プラセボとジルチアゼム服用の場合

1) Kindermann W. Calcium antagonists and exercise performance. Sports Med 1987; 4; 177-93.より引用
2) Kindermann, 1987
3) Kindermann, 1987; Kindermann et al., 1985; 1986; Petri et al., 1986; Raffestin et al., 1985
4) Kindermann, 1987; Kindermann et al., 1986; Petri et al., 1986
5) van Baak, 1988
6) van Baak, 1988

脈拍数の変化： カルシウム拮抗薬を服用しても脈拍数はほとんど変わらないため、はっきりと運動能力に影響するということはない。ベラパミル様物質の場合、最大下運動負荷時の脈拍数は1分間に10〜15拍ほど下がる[2]。これは洞房結節の抑制のため起こる。ジヒドロピリジンタイプのカルシウム拮抗薬の場合最大下運動負荷時に急性に投与すると脈拍は1分間に10拍まで増加する。慢性服用時では統計学上有意ではない程度のわずかな増加となる。脈拍の増加は交感神経反射の亢進によって起こるが、それは血漿中のノルアドレナリンのわずかな増加からも裏付けられる。

影響のでない代謝： カルシウム拮抗薬によって糖代謝物質の血中含有量は変わらない[3]。

低血糖のデータはない。乳酸の血中含有量は少し高くなることがある（図11.10参照）。

中性脂肪の代謝物であるグリセリンと遊離脂肪酸はカルシウム拮抗薬によって影響を受けない（図11.11参照）[4]。カルシウム拮抗薬とβブロッカーを比較すると、グリセリンと遊離脂肪酸の血中濃度はβブロッカー服用の方が低くなる[5]。脂肪分解はカルシウム拮抗薬の影響を受けない。負荷時の血中のカリウムの濃度はカルシウム拮抗薬を服用している場合もコントロールとほとんど同じであった[6]。

不変化のホルモン動態：in vitroの研究によりカルシウムが種々のホルモン分泌に影響を与えていることは証明されているものの[2]，血中のインスリン，STHあるいはコルチゾールの濃度にカルシウム拮抗薬が負荷時に影響するかどうかはいまだにわかっていない。アンギオテンシンとアルドステロン系がホルモン動態に与える影響についてはまだデータがない。

未発表の研究ではプラセボとニフェジピンの方がNisoldipinに比べるとレニンの濃度をわずかに上げることがわかっているが，この違いは統計学上有意ではない。

安静時ではニフェジピンは血漿レニン活性をあげるが慢性服用の場合はわずかである。それに対してベラパミル様物質は多くの研究でも血漿レニン活性に変化を与えないことが証明されている[3]。

不変化の運動能力と負荷パラメータ：図11.12には身体的運動能力に重要な役割を果たすFelodipinの動態を示している。

慢性的に1日10mgのFelodipin服用の被験者に最大酸素摂取量の69％にあたる強度で自転車エルゴメーターを用いて限界まで持久運動をさせた場合，最大酸素摂取量にも持続性運動能力にも影響はでなかった。さらに血中の乳酸値や血糖値にも大きな変化はなかった。

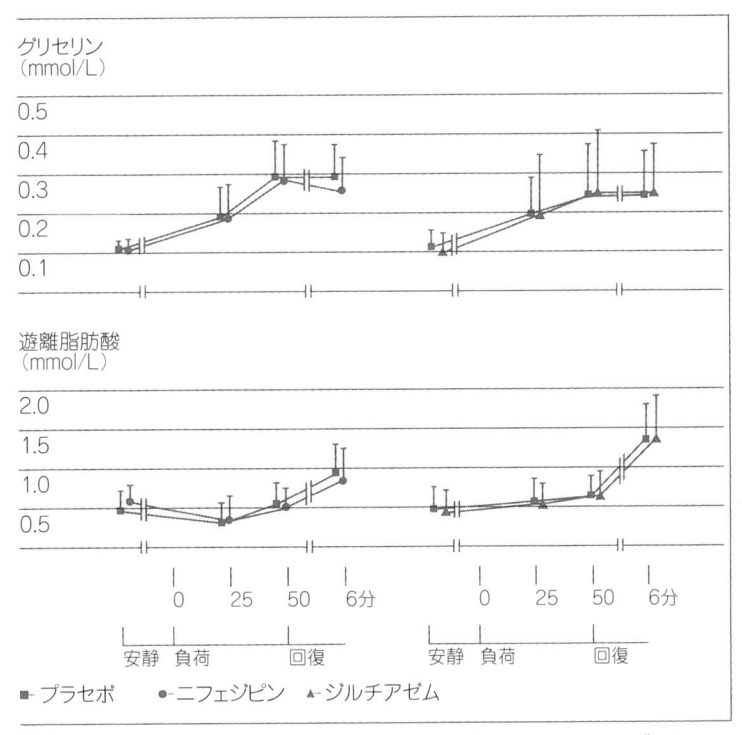

図11.11　最大酸素摂取量の75％の持続運動をさせたときのグリセリンと遊離脂肪酸の血中濃度[1]
左側：プラセボとニフェジピン服用の場合　　右側：プラセボとジルチアゼム服用の場合

骨格筋の能力は低下しない：骨格筋，心筋また平滑筋にははっきりとした構造的あるいは機能的違いがあるものの，理論的にはカルシウム拮抗薬が本質的な運動能力の低下を招くことはない。

膜を通過するカルシウム運搬抑制の効果はその筋肉のタイプによって異なる。

つまり心筋と平滑筋では筋肉収縮の際に膜を通るカルシウムが役割を果たすが，骨格筋ではこのカルシウム運搬のメカニズムはあまり意味がない[4]。骨格筋は平滑筋や心筋と違って筋小胞体（SR）を持っているため，収縮タンパクを活性化するに十分なカルシウムを細胞内に含有し使用できる。また外からのカルシウムの流入がなくても，細胞形質のカルシウム貯蔵量は十分で膜刺激や筋収縮の間の

1) Kindermann W. Calcium antagonists and exercise performance. Sports Med 1987; 4; 177-93.より引用
2) Millar, 1984
3) Kindermann, 1987
4) Andersson, 1982

降圧薬とスポーツの関係
カルシウム拮抗薬

伝達物質としてカルシウムイオンが十分に役割を果たすことができる。

臓器と無関係のスポーツにおける運動能力

カルシウム拮抗薬は運動能力を抑制もしないが促進する効果もない。カルシウム拮抗薬とβブロッカーを併用すると運動能力が高まるとする意見があるが、それは期待できない。

カルシウム拮抗薬とトレーニング効果

カルシウム拮抗薬はトレーニング効果を妨げない。毎日3回20mgのニフェジピンを服用し数週間定期的なトレーニングをした場合の運動能力の向上はまったく薬を服用せずにトレーニングをした場合と変わらなかった[2]。このことがベラパミル様物質についてもあてはまるかどうかは今のところ解っていない。

> 身体的運動能力はカルシウム拮抗薬の服用によって影響を受けることはない。酸素運搬量を低下させるような血行力学的変化は起こらない。運動負荷時に糖代謝、脂質代謝またホルモンはカルシウム拮抗薬により変化することはない（図11.3）。
> 以上のことからカルシウム拮抗薬はスポーツを行なう高血圧患者には非常に有効な治療薬であり、βブロッカーほどではないものの安静時だけでなく負荷時の血圧も下げることができる。トレーニング効果もカルシウム拮抗薬で妨げられることはない。

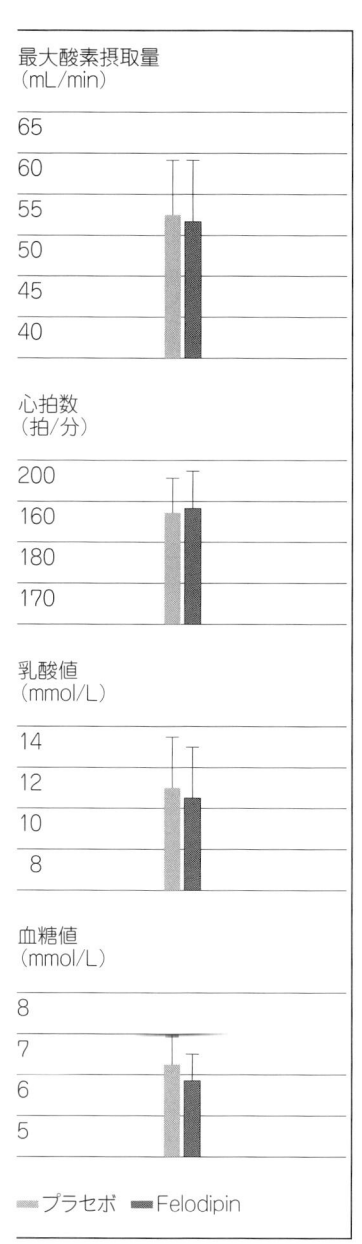

図11.12.1 プラセボとFelodipinの投与下で負荷を徐々に上げていった時の最大酸素摂取量（$\dot{V}O_2/kg$）、心拍数、血中の乳酸値と血糖値[1]

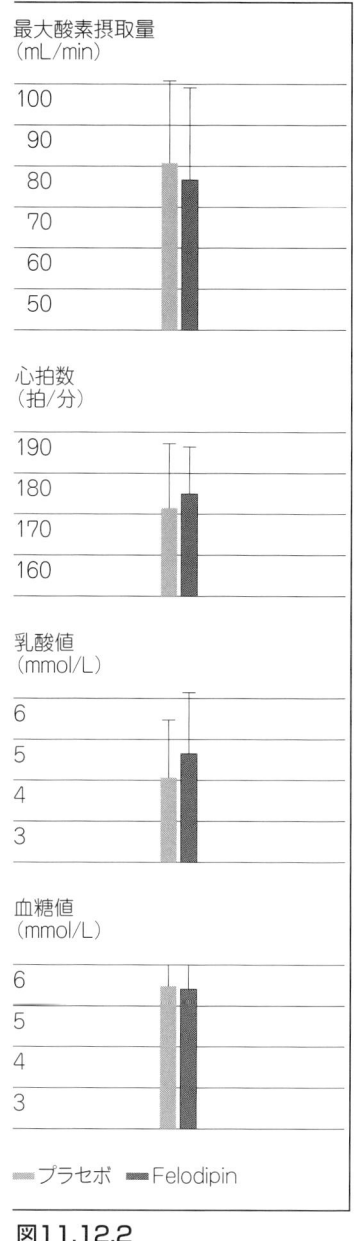

図11.12.2 プラセボとFelodipinの投与下で限界まで持続運動をさせた場合の負荷時間、心拍数、血中の乳酸値と血糖値[1]

---

1) KIndermann et al., 未発表
2) Duffey et al., 1984

表11.3 慢性的にカルシウム拮抗薬を服用している場合とコントロールの負荷時における運動能力，血行動態，呼吸，代謝そしてホルモンの動態

		カルシウム拮抗薬	
		ジヒドロピリジン系	ベラパミル系
運動能力	無酸素能力	↔?	↔?
	有酸素能力	↔	↔
	持続性運動能力	↔	↔
血行動態	脈拍数	(↑)	↓
	心拍出量	(↑)	↔
呼吸	酸素摂取量	↔	↔
	一回呼吸量	↔	↔
	呼吸商	↔	↔
代謝	乳酸	↔(↑)	↔(↑)
	グルコース	↔	↔
	グリセリン	↔	↔
	遊離脂肪酸	↔	↔
	カリウム	↔	↔
ホルモン	アドレナリン	↔	↔
	ノルアドレナリン	↑	↔
	インスリン	↔	↔
	STH	↔	↔
	コルチゾール	↔	↔

降圧薬とスポーツの関係
利尿薬

作用機序

すべての利尿薬は腎尿細管でのナトリウム再吸収を抑制する。利尿薬は動脈血中のナトリウムと水分量を減らし血管抵抗を下げる。さらにサイアザイドは血管平滑筋の緊張を高めようとする物質，例えばカテコールアミンを妨げる。利尿薬は単独で使える治療薬でもあるが，特に他の降圧薬と併用する際，高血圧治療法として重要な役割を果たす。慢性的に利尿薬を服用している場合に血圧が下がるのは，心拍出量は変化しないが末梢血管抵抗が下がるためである。

分類

利尿効果のある物質は次の三つのグループに分類される。
・サイアザイド利尿薬（サイアザイド，クロロサリドン，クロパミド，メフルシド）
・ループ利尿薬（フロセミド，エタクリン酸）
・カリウム保持性利尿薬（スピロノラクトン，アミロライド，トリアムテレン）

カリウム保持性の利尿薬は血圧を下げる効果はほとんどないが，他のグループの利尿薬との組み合わせは血圧を下げるのに非常に効果的であり，カリウムの量も変わらない。

運動能力，負荷時の血圧と心肥大への影響

利尿薬は電解質異常が起こらない場合（カリウム保持性利尿薬以外の利尿薬では低カリウム血症が起こる危険性がある）は身体的運動能力に影響を与えない。それに反して，急激に水分が失われることから，持久力や最大運動能力は下がる[1]。

健康上の理由から利尿薬はドーピングのリスト（体重別競技の場合"体重を作る"ことから）に入っている。その上尿量が増えることからその他の禁止物質の尿中濃度が薄くなり判定をしにくくする（12章を参照）。

負荷時の血圧は利尿薬によってあまり下がらないので運動をする高血圧患者は注意しなければならない。とくに動的な運動の場合に注意を要する[2]。

スポーツをするコンセントリックな左室肥大のある高血圧患者は慢性的な利尿薬の服用によって血圧の低下が認められても，それは心肥大の改善がなされたわけではないことを注意しなければならない[3]。

副作用として高尿酸血症や耐糖能異常，脂質代謝異常が起こる可能性があり，運動をする高血圧患者にとっては重要なポイントとなるので，リスクファクターや随伴症などの個々の患者の状態が考慮されねばならない（14章参照）。

> 利尿薬はスポーツを行なう高血圧患者に単独で処方しても血圧を下げる効果は少ないのであまり適さない。電解質異常により身体的運動能力を下げる可能性がある。利尿薬は心肥大の改善には効果がない。

---

1) Torranin et al., 1979
2) Franz, 1982, 1984
3) Strauer, 1989

ACE阻害薬

作用機序

アンギオテンシン変換酵素（ACE）の阻害薬にはカプトプリル，エナラプリン，Perindopril，ラミプリル系が含まれ，アンギオテンシンIが血管を収縮させるアンギオテンシンIIに変換するのを抑制する。アンギオテンシンIIとアルドステロンの血中濃度は下がる。

さらに末梢あるいは中枢の交感神経の活動を抑制する。末梢血管抵抗が下がるため血圧を下げる効果がある。現在使われているACE阻害薬はその薬理動態的特性から分類されている。カプトプリルの血中濃度の半減期が最も短い。

運動能力，負荷時の血圧および心肥大への影響

これまでの所見によるとACE阻害薬による運動能力の低下は認められていない[1]。有酸素性および無酸素性での運動能力に影響を与えないと推測される。

運動負荷中の血圧についてはさまざまな所見がある。収縮期血圧の値には影響がないという所見[2]や負荷中の血圧は下がるという所見もある[3]。βブロッカーやカルシウム拮抗薬は負荷中の血圧に強い影響を与える。

ACE阻害薬は高血圧の合併症である心肥大の顕著な改善に効果がある[4]。

> ACE阻害薬はスポーツを行なう高血圧患者には有効な薬である。この物質のグループは身体的運動能力に影響を与えず負荷中の血圧動態さらに心拍数や代謝にも変化を与えない。

他の降圧薬

中枢交感神経に作用のあるα-Methyldopa，Clonidin並びにα₁ブロッカー（Prazosin, Doxazosin）は末梢血管抵抗を下げることにより，心拍出量はほとんど変化させずに動脈血圧を下げる。エルゴメーターによる運動負荷時にα-Methyldopa，Clonidinまた Prazosinにより，血圧が下がるが主に影響を受けるのは拡張期血圧で収縮期血圧はほとんど影響を受けない[5]。身体的運動能力動態についての研究はまだ行なわれていない。エルゴメーターを用いた降圧薬の研究データから身体的運動能力には影響は出ないものと推測される。

α-Methyldopa，Clonidinが心肥大を明らかにあるいは部分的に，血圧とは無関係に改善することは，スポーツをする左室肥大を伴った高血圧患者にとって意義深いことである[6]。

1) Fagard et al., 1982
2) Ferguson et al., 1983; Pickering et al., 1982
3) Fagard et al., 1982; Lund-Johansen und Omvik, 1984
4) Strauer, 1989
5) Franz et al., 1983; Gotzen, 1986
6) Strauer, 1989

降圧薬とスポーツの関係
併用療法

薬物療法の特別な条件がスポーツをする者に適合するためには，単独療法で多量の薬を処方するより，少量で併用する方がよい。

カルシウム拮抗薬とβブロッカーとの併用

ジヒドロピリジンタイプのカルシウム拮抗薬はβブロッカーと併用できる。

身体活動の高い人はβ₁選択性ブロッカーを使用した方がよい（β受容体ブロッカーの項　p80～87を参照）。コントロールスタディによりニフェジピンとβブロッカーの併用は安静時と運動負荷時の血圧を単独療法時よりかなり下げることがわかった[1]。

カルシウム拮抗薬とβブロッカーの併用とβブロッカーのみの薬物療法を比較したところ，どちらの場合も降圧薬としての効果が十分出ている場合[2]，身体的運動能力の低下は併用療法の方が少なかった。βブロッカーは少量で効くため代謝や血行力学的にも影響がほとんど出ない一方，ニフェジピン単独療法に比べてはるかに運動負荷時の血圧を下げる（図11.13）。

カルシウム拮抗薬と利尿薬の併用

カルシウム拮抗薬と利尿薬の併用は相乗効果がある。長期間に毎日20mgのニフェジピンと12.5mgのNefrusidを投与したが，運動能力にも代謝にも影響は出なかった[4]。

ニフェジピンによる脈拍数増加を伴った交感神経の活性化はなかった。利尿薬が含まれているため尿酸濃度は上がった。長期使用による副作用はなかった。

カルシウム拮抗薬と利尿薬の併用はスポーツを行なう高血圧患者の運動能力を低下させないと考えられる。

その他の降圧薬の併用

カルシウム拮抗薬とACE阻害薬の併用

カルシウム拮抗薬とACE阻害薬の併用はカルシウム拮抗薬単独では血圧が十分に下がらない場合に使われる。カルシウム拮抗薬もACE阻害薬も運動能力を低下させない。

このことから，この二つの薬の併用は心肥大の可能性がある場合の改善に効果を上げる。

3薬の併用

二つ以上の薬を併用する場合はカルシウム拮抗薬，ACE阻害薬，利尿薬の3種類を勧める（表11.4　p98参照）。身体活動を弱めることは基本的にない。

カルシウム拮抗薬，βブロッカー，

---

1) Ekelund et al., 1982;
   Franz und Wiewel, 1985;
   Husted et al., 1982
2) Kindermann, 1987;
   Kindermann et al., 1987
3) 複数の研究と文献から総合した
4) Kindermann et al., 1986

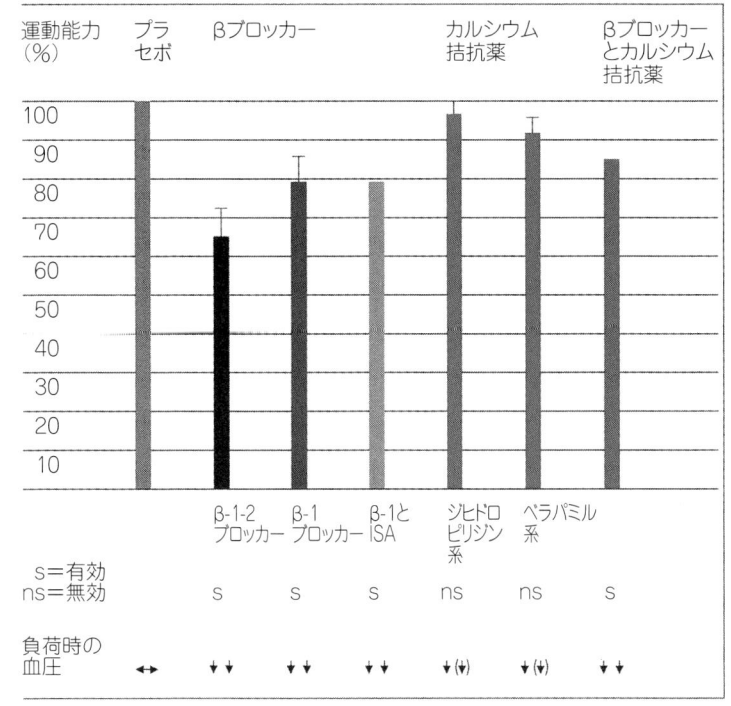

図11.13　βブロッカーと様々な薬理学的特徴を持つカルシウム拮抗薬さらにβブロッカーとカルシウム拮抗薬の併用時の持久力動態とプラセボ使用時のと比較。
さらに個々の薬剤の運動負荷時の血圧動態を併記してある[3]。

降圧薬服用時の運動量

利尿薬の三薬併用は非常に効果があるがβブロッカーの量によって運動能力はある程度制限される。

いくつかの降圧薬は負荷時の身体反応に影響を与えるので，トレーニングの際には負荷量を考慮しなければならない場合がある（10章"脈拍に影響を及ぼす薬物治療下の運動能力の評価"の項 p76・77を参照）。トレーニングの量とコントロールはたいてい心拍数動態によって決められる。心拍数の大まかな計算は指標として役立つ（6章"トレーニング効果の獲得"の項 p41参照）。

心拍数

βブロッカーは負荷時の心拍数を平均して20〜25％有意に下げる。

ベラパミル様カルシウム拮抗薬は心拍数をわずかに下げる。ジヒドロピリジンタイプのカルシウム拮抗薬を慢性的に投与した場合，運動負荷時の心拍数に変化はないかあるいはわずかに上がる。他の降圧薬で心拍数がわずかに変動するのは運動する際には重要ではない。

乳酸

心拍数に変化があっても毛細血管中の乳酸値がわかれば，運動強度を正確に決めることができる（4章 p14参照）。

運動負荷時の乳酸動態は降圧薬によって影響を受けない。

したがって，多段階エルゴメーター運動負荷の強度は降圧薬を服用している患者が心拍数に変動を持っていても乳酸と負荷強度の相関曲線から適度な運動量をはじき出せる（図11.14参照）。

無酸素性および有酸素性閾値（2〜4 mmol/L）の高さと一致する心拍数を見つけることができる。

図11.14では乳酸濃度が3mmol/Lの

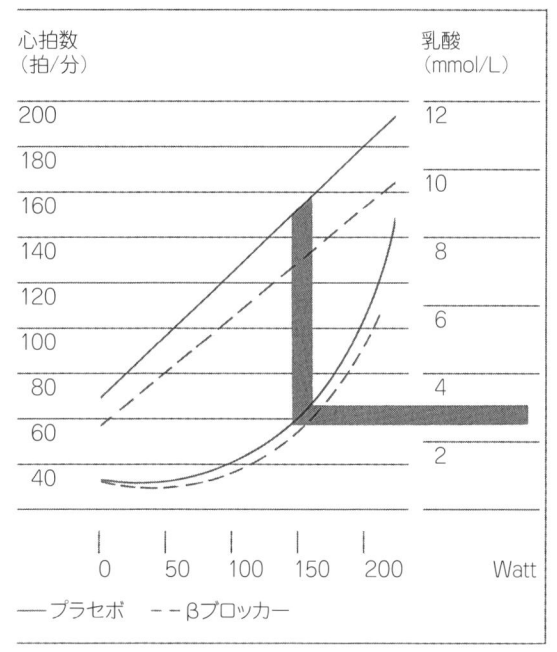

図11.14 エルゴメーターによる多段階運動負荷時のβブロッカー服用の有無による乳酸と心拍数の変化[1]

時，心拍数はβブロッカー服用時で135〜140/分となる。ちなみに薬を服用してない場合は160/分である。

主観的運動強度と呼吸

乳酸値を測定できない場合は主観的な基準，つまり体の感じで負荷の強度を決めなくてはならない。とりわけ運動をあまりしたことのないスポーツ初心者ではこの方法は難しい。主観的運動強度を決める際にボルグスケールを使い，トレーニングをする際の心拍数を決めることができる（10章 p76・77参照）。

指標として最も重要なファクターは呼吸動態である。無酸素性域にはいると乳酸値はかなり上がり，1分間の呼吸の上がり方は運動負荷に合わせて，もはや直線的ではなく指数的に上がり，呼吸数が増加する。そのために，速く走ったりきついトレーニングをするのではなく，会

1）未発表

降圧薬とスポーツの関係
降圧薬服用時の運動量

話ができる程度の運動量が勧められる。呼吸が明らかに荒くなったり，呼吸ができなくなったりする場合は運動強度が強すぎるというサインである。最後に考慮しなくてはならないのはβブロッカー服用中は体温調節が変化するということである。βブロッカーもいろいろな種類があるが服用すると運動中に汗の量が増える。そのメカニズムについてはまだ解っていない[1]。運動中に汗の量が増えると主観的運動強度に影響を与えるため，負荷強度を決めるのが難しくなる場合がある。

ドイツ高血圧学会による治療指針はスポーツをする高血圧患者に合わせて変えるべきである。(表11.4)

カルシウム拮抗薬は身体活動の高い高血圧患者にはまず最初に処方されるべき薬である。理由は安静時のみならず負荷時の血圧も下げ運動能力には影響を与えず，トレーニング効果も低下させないからである。運動負荷時の身体的反応はわずかに変わるものの左室肥大の場合改善が期待できる。

ACE阻害薬は第一段階で他に合う薬が見あたらない場合使うことができる。しかしこの物質のグループが身体活動に与える影響についてはまだ研究がなされていないが，降圧効果はある。

一つの薬での単独療法で血圧が十分に下がらない場合はカルシウム拮抗薬とACE阻害薬あるいはβブロッカーあるいは利尿薬の併用を勧める。この場合βブロッカーの量が少ない場合は運動能力にほとんど影響は出ない。利尿剤との併用療法の場合は電解質の異常，特にカリウムの低下に注意しなければならない。

βブロッカーの単独療法ではスポーツをする高血圧患者の多くに問題が出る可能性がある。理由は運動負荷による副作用，例えば筋肉が疲れやすいなどの理由からコンプライアンスに影響が出るためである。もし身体活動の高い患者にβブロッカーを処方する場合は運動能力をほとんど制限しないβ-1-選択性の物質を使うべきである。

表11.4 スポーツを実施している高血圧患者の薬物療法についての勧告

第一段階	第二段階	第三段階
カルシウム拮抗薬	カルシウム拮抗薬	カルシウム拮抗薬
または	および	および
ACE阻害薬	ACE阻害薬 または βブロッカー または 利尿薬	ACE阻害薬 または βブロッカー および 利尿薬

1) van Baak, 1988

98
99

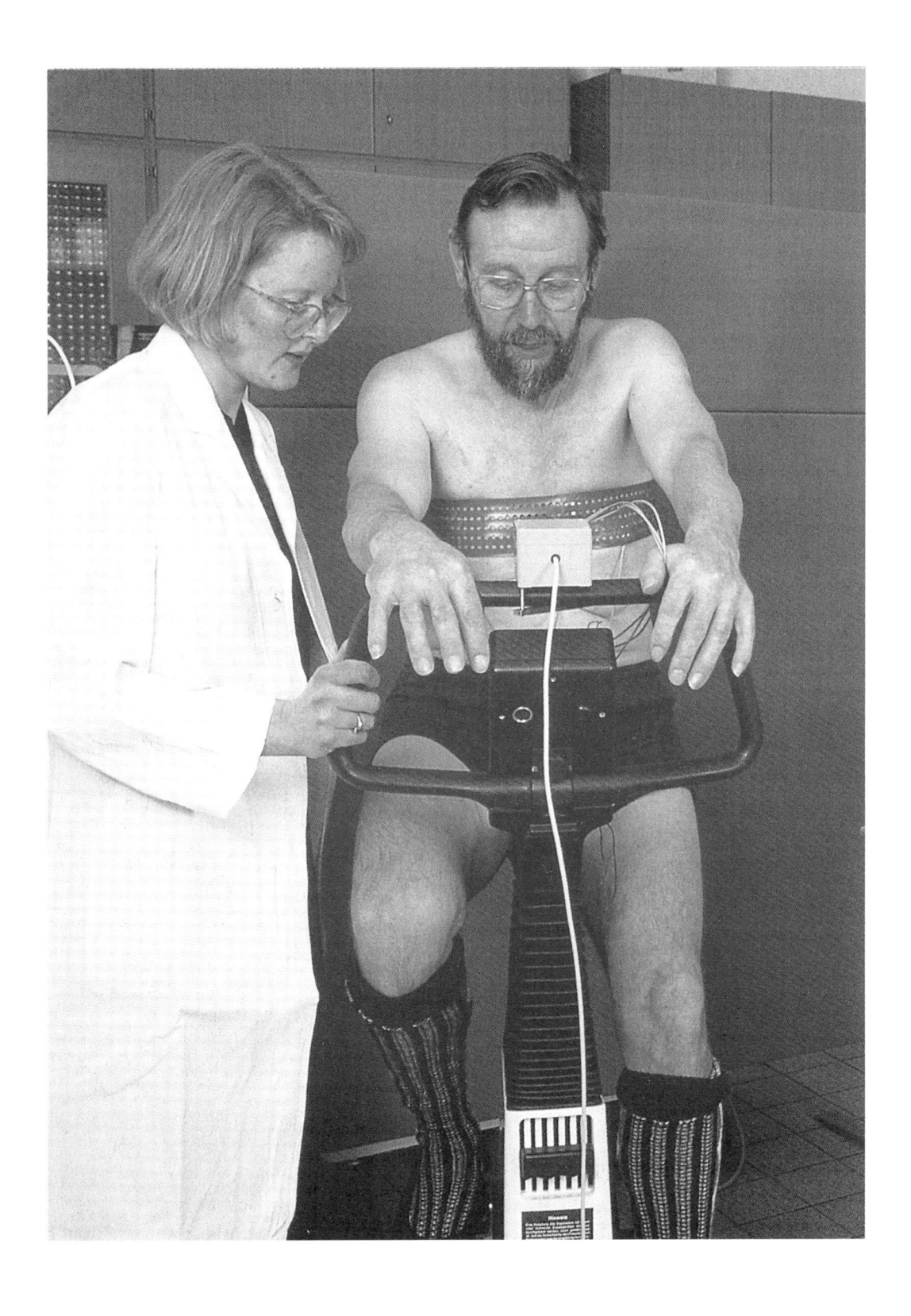

12. 高血圧と競技スポーツ

健康な心臓を持つ高血圧のスポーツ選手のリスクが高いとした報告は見当たらない。持久性のスポーツの方が高血圧のスポーツ選手には有効であるが、基本的には持久性スポーツも筋力的スポーツも可能である。心臓血管系の合併症のない、軽症の高血圧の場合、一般的に競技スポーツを行なってもよい。

高血圧だから競技スポーツを行なってはいけないということは原則的にはない。確かにスポーツ選手の場合、一般の人に比べて高血圧は少ないが、それでも約5％の人が高血圧である[1]。長年にわたって競技スポーツを行ない、時として好成績をおさめた人に高血圧が偶然認められることが多い。この場合、その人がこれまでと同様のスポーツを行なってもよいかどうかを見極めるには、総合的な非侵襲的心臓診断を含む十分な検査が必要である。

スポーツ選手とあまり関わりがない人は、心臓循環器系の疾患であると診断がついていれば、用心して健康上の理由で競技スポーツを止めなければならないと思うかもしれない。ところが、多くのスポーツ選手や一流選手は少なくともある一定期間スポーツに則した仕事をしたり、勉強したり、あるいはプロになって生計を立てている。そうした場合、高血圧と競技スポーツという問題は、単にスポーツ医学的問題だけにとどまらない。したがって、運動しても危険性が高くならないと医師によってはっきり判断されるならば、高血圧のスポーツ選手にスポーツを禁止することは正しいとはいえない。

高血圧の人の競技スポーツ

高血圧のスポーツ選手のリスクは高いとした文献はあるのだろうか？

日常的な運動負荷によって著しく血圧の上昇が繰り返されるが、これが動脈硬化性の血管障害を含む二次的な臓器異常を来すことはない。

いつも議論の的になることであるが、例えば筋力的スポーツを行なっている選手の場合、時として負荷による血圧上昇が高いために、他の選手に比べて高血圧が多くみられるとか[2]、ウエイトトレーニングは、何回も負荷圧をかけることによってコンセントリックな心臓肥大を引き起こすことがあるといわれる[3]。それに対して規則的なウエイトトレーニングによって安静時の血圧が下がったとか[4]、筋力的スポーツを行なっている選手では、左心室壁の厚さが変化しないとした検査結果もある[5]（6章、心臓循環系の適応：形態的適応、p30参照）。

著しく血圧が上がるスポーツ種目の選手に、血管障害が早く起こるといった報告はない。運動中に極度に血圧上昇があっても（ウエイトトレーニングで、最高血圧480/350mmHgが報告されている[6]〈図5.4参照〉）健常な血管系では危険性はみられない。もちろん、例えば脳の血管に動脈瘤があることを知らずに、スポーツを行なっている高血圧の人では大きなリスクがあることはまちがいない。似たような危険性は普通の重量挙げ選手やボート選手にもある。脳血管に見つかってはいないが潜在的にある動脈瘤が破裂するかもしれないというだけで、大きな負荷による血圧上昇を伴うスポーツ種目を制限することはまったく現実的ではない。

高血圧のスポーツ選手では競技能力が低くなるということはない。高血圧のスポーツ選手でもオリンピックのメダルをとることができることが過去に示されている。

競技スポーツ選手は通常スポーツ種目を変えることはないし、また、筋力的トレーニングまたは無酸素的トレーニングの代りに持久的スポーツを行なうことはない。遺伝的因子とそれに基づく筋線維の構造（6章、p36参照）のため、他のスポーツ種目で成功することは不可能であろう。

高血圧を持つ人の競技スポーツに関してこれまで述べてきたことは、血管系が正常であることが前提である。加齢とともに血管の異常も多くなるので、高血圧の人の競技スポーツは30（40）歳代ま

---

[1] Lehmann und Keul, 1984
[2] Hunter und McCarthy, 1983; Lehmann und Keul, 1984
[3] Morganroth et al., 1975
[4] Hurley und Kokkinos, 1987
[5] Urhausen und Kindermann, 1989
[6] MacDougall et al., 1985

でが望ましい。特に，著しく血圧が上がるスポーツ種目では，年齢が考慮されなければならない。

競技スポーツを行なうための判断

診断法は3章に示したのと同様である。特に，心臓血管系の高血圧合併症がないことを診る。

負荷心電図を伴うエルゴメーターはもちろん欠かせない。加えて，長時間血圧測定が大切である。これは，それによってスポーツ活動と降圧薬服用による血圧変化を知ることができるからである。心エコーは特に左室肥大を診るための基本的な検査である。不整脈の疑いがある場合は，長時間心電図をとる必要がある。

最後に，競技スポーツを続けてもよいかどうかを個々に判断するために，生化学的リスクファクターや心臓血管系の病気に対する遺伝的素因を調べる必要がある。

持久的競技スポーツ

持久的性格の強い競技スポーツは，拡張期血圧が105mmHg以下，収縮期血圧170mmHg以下の場合，そして負荷血圧（10章参照）が極めて高い場合であっても，心臓血管系の高血圧合併症がなければ行なってよい（表12.1）。中等度の高血圧の場合，安静時と負荷時の血圧は薬によって下げておかねばならない。求心性の（コンセントリックな）心臓肥大があり，降圧薬を服用している高血圧の人がどの程度持久的競技スポーツを行なってよいかは個々に判断されなければならない[1]。

筋力的競技スポーツ

筋力的性格の強いスポーツ種目は，制限を伴う。しかしながら，拡張期血圧が105mmHg以下収縮期血圧が170mmHg以下で心臓肥大のない選手が，もし安静

表12.1 高血圧症の競技スポーツ選手のスポーツ実施

血圧値／心臓血管系合併症	持久性スポーツ	筋力的スポーツ
境界域高血圧（160/95mmHg未満）	+	+
軽症高血圧（90-104mmHg）	+	⊕
収縮期高血圧（170mmHg未満）	+	⊕
負荷時高血圧（100Wattで200/100mmHg以上）	+	+
中等症高血圧（105-114mmHg）	⊕	−
重症高血圧（115mmHg以上）	−	−
求心性の心臓肥大を伴う高血圧	⊕?	−
遠心性の心臓肥大／または心臓血管系高血圧合併症	−	−

⊕＝多くの場合さらに降圧薬療法が必要

表12.2 症例：重量挙選手，中等度高血圧，コンセントリックな左室肥大，脂肪代謝異常，心臓血管系遺伝的素因あり

S.Z. 25歳 170cm／83kg	
既往歴	21歳の時に本態性高血圧と診断される（安静時血圧180/110mmHg） 脂肪代謝異常（総コレステロール231mg/dL，HDLコレステロール31mmg/dL，LDLコレステロール178mg/dL） 自覚症状なし 父51歳で高血圧を伴った心筋梗塞で死亡
心臓所見	心エコー：コンセントリックな左室肥大（心室間壁と左心室後壁それぞれ13mm） 拡張期左室機能やや減少 左心房やや肥大
治療	競技スポーツの中止 βブロッカーとカルシウム拮抗薬の組み合わせ（その後，安静時血圧145/85mHgに下がり，負荷血圧正常に戻る）

1) Keul et al., 1989

高血圧と競技スポーツ

時および負荷時の血圧が薬によって正常であれば，競技スポーツを禁止する確たる論拠はない。

また，薬によって高血圧による心臓肥大が退縮している場合，筋力的競技スポーツは可能である。しかし，これについては誰にでも当てはまるルールはなく，常に個々にそれぞれの状態を考慮して判断されなければならない。遺伝的素因があり，さらに表12.2に示すような脂肪代謝に異常がある場合は，たとえ薬物治療による心臓肥大が完全に正常に戻ったとしても健康上の理由により筋力的スポーツを続けることを止めさせるべきである。

競技スポーツ選手の薬物療法

持久的スポーツ選手の治療

持久的スポーツ選手の降圧治療については表11.4に示されている。

カルシウム拮抗薬は，解糖系の代謝が高い運動の場合でも，有酸素性のエネルギー供給が高い運動の場合でも最もよい降圧薬である。それは，カルシウム拮抗薬が物質代謝を妨げないし，血流にも何ら影響を及ぼさないので酸素運搬能の低下を来さないからである（11章参照）。その他にACE阻害薬も可能である。βブロッカーは持久性スポーツ選手の場合，競技の際におそらく少量でも競技成績の低下を招くので，単独でも，あるいは他の降圧薬との組み合わせでも与えてはならない。他の組み合わせについては表11.4に示す。

筋力的スポーツ選手の治療

筋力的スポーツ選手の薬物療法の場合，βブロッカーは，重量挙げのような筋力優位の種目や陸上競技の投てき種目のように筋力発揮が優位なスポーツ種目では，運動能力に影響を及ぼさないので使用することができる。

血圧は筋力負荷を加えると著しく上昇する。βブロッカーは負荷時の血圧を顕著に下げるので（11章参照），筋力的スポーツ選手に適した降圧薬である。組み合わせとしてβブロッカーとカルシウム拮抗薬は大変有効である。

ACE阻害薬と，とりわけ利尿薬は負荷時の血圧をそれほど大きく下げるわけではないので，筋力的スポーツ選手にはさほど有効ではない。

降圧薬とドーピング

βブロッカー

βブロッカーと利尿薬はドーピングリストに入っている。しかし，βブロッカーの検査はほんの少数のスポーツ種目に適用されているだけである。その中には筋力的スポーツ種目は少なく，射撃とか近代5種競技といったそのスポーツ特有の競技能力をβブロッカーが人によっては上げるスポーツ種目が多く含まれている（11章 p85参照）。このようなスポーツ種目を行なっていてβブロッカーを服用しているスポーツ選手は，試合前に早めに他の降圧薬に切り替えるべきである。

利尿薬

利尿薬のドーピング検査は基本的にすべてのスポーツ種目に対して行なわれる。したがって，利尿薬は競技スポーツ選手の降圧治療に使用すべきでない。一般的な利尿薬の検査は他のドーピング薬物を尿中に排泄して隠蔽しようとして用いられる利尿薬の悪用を防止するために行なわれる。例えばドーピング検査でアナボリック・ステロイドの陽性反応を避けるために幾人かの選手がこの利尿薬を使って利尿作用を促進させ，それによってドーピング薬物の尿の中における濃度を下げて検出できないようにしたことがある。

利尿薬を禁止する第2の理由は，体重

制のスポーツ種目（例　ボクシング，レスリング，柔道）にある。これらの種目では有利になる低体重の階級で闘うことができるようにするために，利尿薬が急激な減量目的で乱用される。水分を取り去ることによって起こる急激な体重減少により健康上の危険が増すことがあるので，利尿薬をドーピングリストに入れておくことは有効である。

ドイツスポーツバッジテスト―運動能力バッジテスト

ドイツスポーツバッジテストを受けることに関しては，よく誤解がある。ドイツバッジテストは健康バッジテストではなく，運動能力バッジテストである。多くの人にとっては一定の成績に達するには数ヵ月のトレーニングを必要とする。スポーツバッジテストには，持久力，協調性，巧ち性だけでなく，筋力やスピードを必要とする種目が含まれている。

特に，石塊投げ，砲丸投げ，走幅跳び，走高跳び，50m走，400m走の中には60歳以上の人が行なう種目もあり，これらの運動は著しい血圧上昇を招くことがある。もし，中高年の高血圧の人で心臓血管系の異常があれば，健康上の問題が起こりうる。

したがって，すべてのスポーツバッジテストの参加者は，バッジテストを受ける前に十分にトレーニングをし，スポーツ医学的検査を受けておく必要がある。もし高血圧と診断されたら医師にスポーツバッジテストのトレーニングが可能かどうか，そしてどの種目を避けなければならないかを判断してもらうことが必要である。

スポーツバッジテストは跳躍種目と投てき種目の全部をはずすことはできないとしても，種目を選択することができ，高血圧の場合は，それに合った種目を選ぶことができる。このように見てくると，ドイツスポーツバッジテストに参加することは，高血圧の人にとって問題がないとはいえない。

> 競技スポーツを行なうことは人によっては高血圧があっても可能である。それには前提条件があり，心臓血管系の高血圧合併症のないことを診る総合的な非侵襲的心臓診断を行なうことである。
>
> 持久性のスポーツは本質的に筋力的スポーツよりも問題が少ない。しかし，（薬の影響も含めた）安静時と負荷時の血圧状態によっては筋力的スポーツも可能である。
>
> 持久性スポーツ選手の薬物療法はカルシウム拮抗薬やACE阻害薬を使用したほうがよい。一方，筋力的スポーツ選手の場合は，βブロッカーも使用することができる。

13. 栄養
高血圧患者のための栄養指針

過剰な食塩摂取と過体重は血圧上昇を来す重要な栄養学的因子である。健康運動，市民スポーツにおけるエネルギー消費は，有効な体重減少をもたらすには不十分である。しかし定期的なスポーツ活動は，行動の変容，とりわけ食習慣に間接的に影響し体重を減少させる。低カロリー食にすると，身体活動による除脂肪体重の減少は少なくてすむ。

食習慣の改善は，多少にかかわらず著明な血圧下降を招く。とりわけ軽症高血圧の場合，薬物療法を始める前に食事療法を試みることを勧める。

食物は
・エネルギー需要に見合う
・バランスがとれている
・脂肪が少ない
・低塩かつ高カリウム
・多様で変化に富む
などに留意する。

体重

栄養はエネルギー所要量と個々の栄養素のエネルギー量にしたがって計算される（表13.1）。ブローカの式による標準体重をめざすことを勧める。体重を減らせば血圧も低下する。体重の減少量1kg当たり，収縮期血圧で平均3mmHg，拡張期血圧で2mmHgの低下をまねく。事務所または会社・研究所などでの軽労働では，70kgの標準的体重でエネルギー所要量は2100kcal（70kg×30）になる。

過体重の場合，日常のカロリー供給は，正常体重に近づくように個々に応じて減らす。中等度活動（例えば自動車修理工，セールスマン）または高度の肉体労働（例えば石垣工，マッリージ師，鋼鉄工）は，表13.1に示す計算式にしたがって，中等度のエネルギー所要量であると算出される。

栄養の組成

炭水化物

バランスのとれた食事では，総カロリーに占める炭水化物の割合は，およそ45～55%になる（表13.2）。純粋な糖や甘味物のような副成分のない炭水化物は摂取しない。それは，ビタミンやミネラル，さらに，微量元素が含まれていないからである。かわって，胚芽の含まれる食物，じゃがいも，果物，野菜や莢のある豆類など，複合炭水化物の摂取が勧められる。それらには，上述のビタミン，ミネラル，微量元素，食物繊維が多く含まれている。

脂肪

脂肪摂取は，総カロリー需要の40%（望ましくは30%）以下とし，最大量を80gまでにする（表13.2）。うち，3分の1は，不飽和脂肪酸に富む植物性脂肪を摂取する。一日当たりのコレステロール摂取は300mgを越えないようにする。高血圧患者では脂質代謝障害を伴うことが多い。

ω-3クラス（エイコサペンタエン酸）の多価不飽和脂肪酸が多い魚油の摂取量の増加は望ましい。トロンボキサン-プロスタグランディン平衡の改善は，血管拡張効果とそれから派生する血圧降下の作用をもたらす[1]。以上が一般的に推奨されるがなお十分な状況とは言えない。

タンパク質

一般的なタンパク質必要量は，0.8g/kg（表13.2）であり，植物性タンパクと動物性タンパクとは特に区別して考えない。ただし，動物性タンパク（肉）には，通常コレステロールが多い点を考慮する。

食塩

食塩制限は，個々のケースによっては顕著な血圧低下をもたらす。しかし食塩感受性は，おそらく遺伝的に決定され，それには個人差がある。"食塩抵抗性"の患者があることは広く知られており，この場合食塩摂取を減らしても血圧低下反応は得られない。

ドイツ連邦共和国における1日当たりの食塩摂取量は，12～15gである。高血圧患者の食事は，食塩5g以上，つまり2g以上のナトリウムを摂取することは好ましくないと考える。身体はたかだ

1) Greminger, 1989

か一日に2～3gの食塩を必要とするにすぎない。高血圧患者はミネラルウォーターを飲む場合,ナトリウム含有量が100mg/L以下の水とするべきである。

さらに,考慮すべきことは,食塩感受性の患者は,ナトリウムが塩素と結合した状態で血圧上昇を来す点である。他のナトリウム塩(例えば,重炭酸ナトリウム)は,この点の心配はない。

カリウムとマグネシウム

カリウムの多い食事(果物,野菜,胚芽の多い食物)は,血圧低下をもたらす。これまでの研究ではまとまった成果が明らかにされていなかった[1]。とりわけ利尿剤を服用している高血圧患者で体内カリウムの排出が多い場合は,応分のカリウム含有食で補充するように注意する。

マグネシウムによる降圧効果については依然議論の余地がある。マグネシウムには血管平滑筋に作用して拡張し,細胞内のナトリウムとカルシウム濃度を減少させる効果がある。食事では十分な量のマグネシウム摂取を心掛ける。その点では,個々の食物には相対的に極少量のマグネシウムしか含まれていないことを考慮する。

表13.1 ドイツ高血圧連盟が推奨するエネルギー所要量(1987)[2]

エネルギー需要

軽い身体労作:	kcal=正常体重(kg)×30
中等度の身体労作:	kcal=正常体重(kg)×35
激しい身体労作:	kcal=正常体重(kg)×45～55

エネルギー　　　　　　　　　　正常体重

炭水化物1g	～4kcal(17kJ)	ブローカーの式:
脂肪1g	～9kcal(38kJ)	身長(cm)－100=正常体重(kg)
タンパク質1g	～4kcal(17kJ)	
アルコール1g	～7kcal(30kJ)	

表13.2 ドイツ高血圧連盟が推奨する栄養の組成[2]

栄養素

炭水化物	脂肪	タンパク質
45～55% 複合炭水化物を多く 副成分のない炭水化物を少なく	<40% (最大80g) 1/3植物性脂肪	10～15% (0.8g/kg)

ミネラル

食塩	カリウム	マグネシウム
食塩の少ない食品 (<5g食塩つまり <2gナトリウム)	カリウムの 多い食品	マグネシウムの 多い食品

水分とアルコール

水分	アルコール
約1.5L飲料水 (約2.5Lの水分必要量) 適量のカフェイン消費	<アルコール30g

1) Klaus, 1986
2) Deutsche Liga zur Bekämpfung des hohen Blutdruckes. Empfehlungen für die Ernährung bei hohem Blutdruck. Heidelberg, 1987. より引用

栄養
高血圧患者のための栄養指針

水分とアルコール

平均的な飲水量は，一日当たり約1.5Lになる。実際の水分量は，食物に含まれている水分と代謝によって生じる水分を合計して約2.5Lになる。食塩の少ないミネラルウォーターや果物のジュースを積極的に飲むのが良い。

カフェインは，適量なら許される。この場合経時的に見て血圧上昇作用は生じない。慢性的かつ平均的なカフェインの消費は要注意であるといくつかの研究結果ではいわれているが，脂質代謝とりわけコレステロール増加に関しては影響を及ぼさない[1]。

日々のアルコール摂取は40gを越えると血圧上昇をきたす。ビールはワインに比べこの作用が強いとされる。病態学的には中枢神経系の活性が高まり，カテコールアミンの分泌が刺激されコルチゾールとコルチコステロン分泌が増加してレニン-アンギオテンシン系が活性化する。高血圧患者では，日常のアルコール摂取を最大量30g（おおよそ1/4Lのワインまたは1/2Lのビール）とする。

> 現時点での見解は，いくつかの栄養学的な因子を変えることで血圧低下が得られるということである。それには過体重における減量，食塩感受性の患者における食塩制限そして過剰なアルコール消費の摂取制限があげられる。加えて，直接の血圧降下作用の証明は別として，食物繊維の豊富なカリウムとマグネシウムの多い食事なども推奨される。

---

1) Kullmer et al., 1988

スポーツ活動をする高血圧患者のための栄養指針

以上に述べてきた高血圧患者の需要に見合った栄養摂取の原則は，スポーツを実践する高血圧患者で一層の注意を要する。その際，特にエネルギー所要量の変化や，栄養素のバランスを変える必要があるかもしれないことや，水分喪失が高まりミネラルが失われることを考慮すべきである。

市民スポーツと健康運動

ここで，前述の栄養指針を考慮すれば，例えば2日毎に30から60分間の市民スポーツおよび健康運動を行なっている高血圧患者は，栄養学的には別段補給の必要はない。エネルギー消費量は毎時600kcalを越えることはめったにない（表13.3）。

バランスがとれて変化に富んだ食物は十分な栄養量とビタミン類の供給を可能にしている。発汗によって失われた水分は，応分の飲み物によって可能な限り早く補う。とくにマグネシウムの多いミネラルウォーター（マグネシウム含有量100mg/L以上）は好適である。発汗によって分泌される電解質のバランスを保ち，ミネラルの含有量を高めるために，ミネラルウォーターと果物ジュースを1：1に混合するのもよい。カリウムやマグネシウムなどを含むミネラル添加物は一般的に別途必須になるものではない。

健康運動を実践している高血圧患者は，発汗によって食塩を喪失するがこれを補う必要はない。食事で摂取する食塩量は原則的に必要量を越えているからである。反対に食塩の喪失は，血圧降下に有効に機能し得る。筋肉の痛みとくに痙攣の発生は食塩の減少によるものではなく，むしろ他のミネラル，とりわけマグネシウムの不足によって生じる。利尿剤の治療下では，スポーツ活動の後は特に水分とミネラルの出納に注意する。

表13.3 体重を70kgに想定した場合のさまざまなスポーツ種目における単位時間当たりのエネルギー消費量[1]

スポーツ種目	強度	単位時間当たりのエネルギー消費量（kcal）
ウォーキング	ゆっくりしたはやさ	〜200
自転車こぎ		
水泳		
体操	ストレッチと柔軟体操	〜200
テニス	ダブルス	300〜400
ランニング	7〜8km/h	〜400
テニス	シングルス	400〜500
サッカー	中強度	〜500
サッカー	高強度	〜600
ランニング	10km/h	〜600
スキー距離	10km/h	〜600
自転車こぎ	20km/h	〜600
水泳	2〜2.5km/h	〜600
山登り	中強度	〜700
ランニング	15km/h	〜900
自転車こぎ	30km/h	〜900
ランニング	>20km/h	1,300まで
自転車こぎ	>40km/h	
水泳	>4km/h	

競技スポーツ

エネルギー消費量

競技スポーツ選手における日常のエネルギー消費は，第一にスポーツ種目に依存し，持久性スポーツにおいては，スポーツをしていない者に比べ消費量は数倍に達することもある。栄養学的な分析結果から，ツール・ド・フランスの自転車競技では，1日のエネルギー消費量が5,900kcalから最高値は7,800kcalにも達している[2]。トライアスロンやアマチュア自転車競技の場合のエネルギー消費量は，おおよそ4,500kcal（60〜65kcal/kg），水泳，ボート，長距離走，サッカーでは，3,100〜3,800kcal（約45〜50kcal/kg）であり，個々の事例ではさらに増大することもある[3]。

表13.2（p105）に示すように，激し

1) Nöcker J. Die Ernährung des Sportlers. Schorndorf; Hofmann, 1983.より一部引用
2) Saris et al., 1989
3) Van Erp-Baart et al., 1989

栄養
スポーツ活動をする高血圧患者のための栄養指針

い肉体労働のエネルギー消費量は体重当たり45～55kcalであり，ほぼ競技スポーツ選手のエネルギー消費量に相当する。個々の事例では70kcal/kg以上になる。

1時間当たりのエネルギー消費量は最高1,300～1,400kcal（1,400kcalはボートまたはクロスカントリースキー）に及ぶと考えられ[1]，高度にトレーニングされた競技スポーツ選手のみに生じる。トレーニングにおけるエネルギー消費量は，スポーツ種目や負荷様式に違いはあるものの通常はかなり少ないものとして考える（表13.3，p107参照）。

栄養のバランス

炭水化物およびタンパク質：スポーツ種目とトレーニングの時間を考慮して，全体的な栄養素摂取量を決める[2]。持久性スポーツでは総エネルギー供給のうち炭水化物の占める割合を70％までとして一番高く，タンパク質の占める割合では筋力発揮のスポーツが一番高く20％まで，すなわち体重当たり2gを越える値になる。しかし若年期では，筋力系のスポーツ選手にとってこのような高いタンパク質供給の適否は疑問の残るところである。

持久性スポーツにおいてもタンパク質摂取量を1.5～2g/kg程度に増やすべきとの意見が大勢になっている。持久性スポーツ選手は競技前の時期に炭水化物の摂取を増やす。背景は，炭水化物をできるだけ多く蓄積して数日間の"グリコーゲンローディング"を実践することにある。同様に筋力依存のスポーツ選手も，直前の競技準備段階で摂取栄養素のバランスを変えており，炭水化物を多くタンパク質を少なくしている。

ビタミン：競技スポーツ選手では多くのビタミンが必要となる。カロリー摂取が増加して必要量に見合った食事になれば，通常十分なビタミンが補給されている。しかし炭水化物摂取が少ない場合には，ビタミン需要の増加を招き，ビタミン補助薬で補完される必要がある。バランスのとれたビタミン補給になっていれば，補助薬の補完は競技力に悪影響を及ぼさない[3]。

ミネラルと微量元素：競技スポーツにおけるトレーニングでは，まず第一にミネラルと微量元素の不足が見込まれる。このことは特にマグネシウム，カリウム，鉄にあてはまる。これらは汗の中に多く排泄される。鉄の喪失は持久性スポーツ選手，特に長距離種目や女性によく起こる。

競技スポーツを行なう高血圧患者は，特にマグネシウムとカリウムを補給する。不足が懸念される場合は，十分量のミネラル補助薬を摂取する。水分需要は一日2～2.5Lに増加するが，多くの場合適当な飲み物によってミネラル不足は予防できている。マグネシウムに富んだミネラルウォーターとフルーツジュースは同時に多くのカリウムも含み，すでに余暇・健康運動の項で説明したように1：1に混合して摂取するとマグネシウムとカリウム不足の予防に効果的である。これらによって，同時に炭水化物も低濃度の形で摂取される。

競技スポーツを行なう高血圧患者では，食塩摂取は少なめにして，不足症状が認められてはじめて摂取量を増やすこととする。

---

1) Nöcker, 1983
2) Kindermann und Keul, 1980
3) Belko, 1987; Van Beek, 1985

スポーツによる減量

血圧を低下させるための減量の意義については異論の余地がない。スポーツ活動は，エネルギー論の立場からは多くを期待できないにしても，困難な減量にとって助けになるものである。

トリム運動とエネルギーバランス

運動初心者の最大の動機は，スポーツによる減量の期待である。しかし，エネルギー出納の観点からは，健康運動および市民スポーツの様式で行なう定期的な身体活動の効果は，わずかにすぎない（表13.3，p107参照）。

運動代謝の増加

体重70～75kgの一般中年者にとって，最大酸素摂取量の約70％の負荷強度が9～10km／時の持久走に相当すると仮定して，諸食品摂取時のカロリーと等量を消費するのに必要な負荷時間が計算されている。その強度では，毎分約2Lの酸素を消費することになり，毎分10kcal（42kJ）のエネルギー消費量に等量と考えられる。この場合，心拍数は平均して約150拍／分になる（表13.4）。

この表の数値に基づくと，例えばエネルギー論的に一皿分のガチョウ料理の熱量を消費するには，心拍数150拍／分で90分間走る必要がある。プチパン2個，25gのバター，1切れのチーズと1個の卵の朝食では，1時間弱の持久走を要する。1日分の必要エネルギー量をすでに食事で摂取していながら，夕方テレビの前でさらに100gのナッツを食べれば，なお1時間のランニングを要する。こうすれば余分なカロリーが脂肪として沈着しなくてすむ。

市民スポーツや健康運動のエネルギー消費がわずかであっても，減量にはなお役立つものである。規則的なスポーツ活動は，しばしばライフスタイルや食事習慣を変化させ，結果的に減量につながり得る。それに対して，毎日最低1,000kcalも余計にエネルギーを消費する競技スポーツ活動であれば，効果的な減量が実現される。

スポーツ医学分野の外来診察では中年のスポーツマンが頻繁に訪れる。彼らの多くは35から40歳になるまでスポーツ的には非活動的で過体重であった人達である。彼らはまず健康運動への参加で大きな楽しみや喜びを見つけ，その結果長

表13.4 エネルギー出納：
諸食品のエネルギー供給量および走運動による消費時間[1]

食品	重量（体積）	kcal (kJ)	負荷時間（分）
子牛のフィレステーキ	125 g	130 (545)	13
子牛のカツレツ	125 g	135 (565)	13.5
豚肉のカツレツ	200 g	570 (2,390)	57
ゆでソーセージ（1本）	100 g	295 (1,240)	29.5
雉	300 g	335 (1,400)	33.5
ノロジカの肩肉	125 g	135 (565)	13.5
アヒル	400 g	775 (3,250)	77.5
ガチョウ	400 g	915 (3,830)	91.5
ウナギ	125 g	310 (1,300)	31
コイ	500 g	415 (1,740)	41.5
マス	250 g	130 (545)	13
タラの切り身	180 g	140 (585)	14
カレイ	400 g	185 (775)	18.5
卵（1個）	55 g	90 (375)	9
バター	25 g	190 (795)	19
円盤状のチーズ（50％脂肪）	30 g	130 (545)	13
プチパン（1個）	45 g	125 (525)	12.5
牛乳パン（1切）	50 g	125 (525)	12.5
じゃがいも（鶏卵大1個）	60 g	50 (210)	5
全乳チョコレート	100 g	565 (2,370)	56.5
ヘーゼルナッツ	100 g	690 (2,890)	69
ローストしたピーナツ	100 g	631 (2,640)	63.1
コーラ	0.30 L	130 (545)	13
輸出用ビール	0.50 L	235 (985)	23.5
白ワイン	0.25 L	175 (735)	17.5
ウイスキー（43％）	0.02 L	60 (250)	6
コーヒー・紅茶	自由量	0	0

中年の一般健常人（男性）：
70％$\dot{V}O_2max$≒2L/分≒42kJ/分（10kcal/分）≒心拍数150拍/分

[1] Kindermann W. Gesundheitssport : Kritisches aus internistischer Sicht. Monatsk ärztl Fortb 1980; 30: 666-75.より引用

栄養
スポーツによる減量

距離走者になり，毎日15～20kmの持久走をこなすようになる。それまで過体重であった者や体形的にランナーに適しているとは言えない者が，標準体重さらには理想体重になることもある。スポーツを開始する以前に血圧値の高かった多くのスポーツマンが体重を正常化した場合，薬物を要せず血圧までも正常化する。

回復時における基礎代謝量の増加

スポーツ活動は，運動負荷中だけでなく運動負荷後のエネルギー代謝量も増大させる。文献によると，基礎代謝量の増加は運動負荷後24時間におよび，個々の事例ではさらに長くなる[1]。基礎代謝量が増大するには，一定水準以上の運動強度を要し，散歩あるいは低強度のランニングやサイクリングでは，その効果は見られない。運動負荷後の基礎代謝量は，運動負荷中のエネルギー代謝量の約10～15％も増加する。したがって，その間は，身体活動時のエネルギー代謝量も，運動負荷で直接消費するエネルギー量よりもわずかに高まる。

熱産生の増加

諸報告によれば，規則的に実施する身体トレーニングは，身体の熱産生を高め，減量が助長される[2]。食事には産熱の効果がある。身体トレーニング，とりわけ持久性トレーニングは，食物摂取による熱産生効果をさらに促すとされ，エネルギー消費量はより増大される。つまりトレーニングをした人は"食事効率"が低下する。

スポーツと低カロリー・ダイエット

減量の目的は，除脂肪体重の実質的な変化を伴わずに体脂肪を減少させることである。カロリーを抑えた食事は体脂肪を減少させるものの，同時に水分，ミネラル，グリコーゲン，タンパク質，さらには筋タンパク質の損失も伴う。カロリー制限に並行しての規則的な身体トレーニングは，筋組織を含めた除脂肪体重の維持に役立ち，減量では体脂肪の燃焼を第1選択させる[3]。

過体重の高血圧患者に対しては，30～45分間持続する持久性トレーニングを週3～4回実施し，中等度のダイエット法を勧める（6章参照）。1週間あたりの減量は，実質的に1kgを越えない。このような特殊な状況ではビタミンを欠乏させてはならない。複合ビタミン剤の摂取は勧められる[4]。さらに，血中のマグネシウム，カリウム，鉄，尿酸濃度についても管理する。

体脂肪率に影響する他のメカニズム

カフェイン

カフェインは脂肪分解を刺激するとされている。この効果は重ねて説明されているように，炭水化物代謝を減少させ，脂肪燃焼を増大させるといった代謝の変化を助けるものである[5]。したがって，運動中のトリグリセリド（中性脂肪）の動員や遊離脂肪酸の燃焼を増大させるために，スポーツトレーニングの前に1，2杯のコーヒーを飲むことは別の視点で推奨される。トレーニングが朝食前にされれば，この効果は一層増大する。

インスリン

身体トレーニングは，末梢のインスリン受容器の感受性を増大させ，ブドウ糖同化作用の変化を伴うことなくインスリン分泌の減少を促す（6章：骨格筋の適応：炭水化物の代謝，p36参照）。このような効果は，特に高インスリン血症がある場合に，脂肪体質のスポーツトレーニング者の減量に同様に役立つ。

近年の報告では，高血圧の発症に高いインスリン値が役割を果たしているとされる[6]（7章，p49参照）。インスリンは

---

1) Brehm, 1988
2) Davis et al., 1983;
   McDonald et al., 1988
3) Weltman et al., 1980;
   Zuti und Golding, 1976
4) Belko, 1987
5) Chad und Quigley, 1989;
   Erickson et al., 1987
6) Hauner, 1987

腎臓におけるナトリウムの貯留を増大させるが，このメカニズムによって高血圧が助長されているようである。インスリンは肥満化に作用するので，高い濃度のインスリンは脂肪沈着を促進する。身体トレーニングは高インスリン血症と脂肪過多症との悪循環を断ち切り，血中インスリン濃度が低下すると脂肪分解が助長され体脂肪率は減少する。

食習慣の改善は，それ一つを取り上げてみた場合でも，あるいは降圧薬を併用した場合でも，高血圧患者を治療する根本的要素になる。健康運動ないしは市民スポーツを行なっている高血圧患者にとって，適量の食事をとっていれば，栄養を付加する必要はない。競技スポーツを実施している高血圧患者は，特にマグネシウムやカリウムに富んだ食事をする。ケースバイケースでは相応のミネラルを補給する必要も考える。過体重の高血圧患者は，健康運動だけではあまり減量できない。しかし，低カロリーの食事療法を同時に行なえば，除脂肪部分の実質的な変化を示さずに，体脂肪率を確実に減少させることができる。

14. 複数のリスクファクターや合併症を持っている高血圧患者と身体活動

複数のリスクファクターの組み合わせによって発症する高血圧，過体重，脂質代謝異常や糖尿病などは動脈硬化疾患の頻度を増す。この章では身体活動を推奨する必要について述べていく。

長期にわたって血圧が高い状態が続いている高血圧患者は二次的な循環器疾患を引き起こす可能性が高い。身体活動をしてよいかどうかは慎重に考慮しなければならない。動脈硬化症とりわけ冠状動脈疾患はすべてのリスクファクターが重なって表面化したものである。高血圧の根底に共通するリスクファクターは過体重，脂質代謝異常や糖尿病であることが多い。もしこれに喫煙が加われば高血圧を発症する頻度がさらに増す。

フラミンガム・スタディでは複数のリスクファクターが組み合わさると，加算的ではなく乗算的にリスクが増すことを報告している（図14.1）。したがって，心血管性疾患のリスクはリスクファクターの一つだけを治療しても低下しない。例えば投薬によって血圧を抑えることはできるが，患者がタバコを吸っている場合全体的リスクはそれほど変化しない。

以下，高血圧のリスクファクターの組み合わせ，動脈硬化や関連する疾患について論証する。

喫煙

高血圧患者は血管に対するリスクが基本的に高いが，喫煙している場合リスクは2倍になる。したがって，必ず禁煙すべきである（古くからの，残念ながら願望にすぎない）。成句「スポーツマンはタバコを吸わない」のようにスポーツは禁煙しようとする気持ちの心理的な助けになりうる。さらに，スポーツは一般的にタバコをやめることによって増加する体重を減らすのに役に立つ。

喫煙によって発生する高血圧をスポーツでカバーすることはできない。スポーツをするよりも禁煙のほうが重要な要因だからである。どうしても禁煙できない場合スポーツをすればリスクが一部軽減される。Morris[1]のデータによれば40〜60歳の喫煙者でスポーツを行なっていない者は11.6％が10年以内に心臓病を発症する。一方タバコを吸わないでスポーツを行なっている者の発症率は1.5

1) Morris, 1980
2) Taylor D. Ischemic heart disease, what is it? In: Jackson G. Cardiovascular Update. Update Publications, 1984: 39-46.より引用

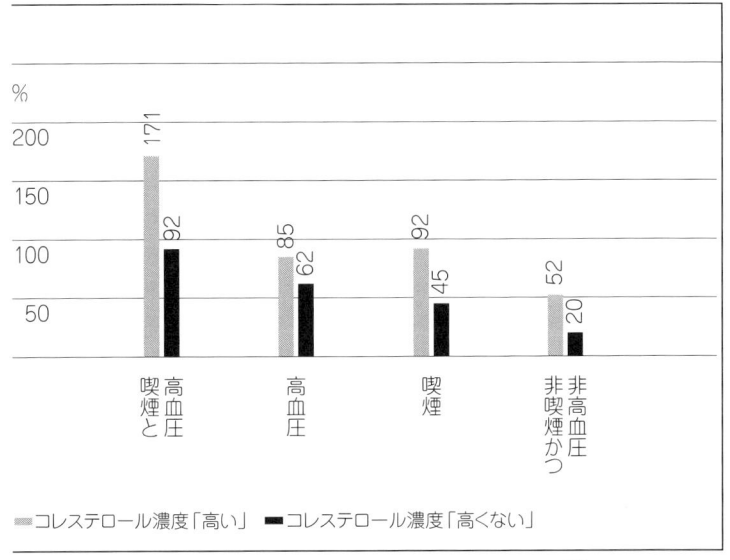

図14.1　フラミンガム・スタディにおける危険因子の相乗[2]

％にすぎない。喫煙者でスポーツを行なっている者の発症率は4.6％である。

スポーツマンで喫煙を続ける者には身体的負荷がかかると，さらに潜在的に高い危険性があるのだということを，しっかりと指摘しなければならない。喫煙者はスポーツ中に突然の心臓発作を起こすケースが統計的にかなり多いのである（8章表8.3.2，p53参照）。

肥満

肥満は高血圧が発症する最も大きなリスクファクターである。高血圧患者はたいてい肥満を伴っている。一般的な高血圧では理想的だと考えられる運動負荷様式はランニングであるが，肥満やそれによる関節炎のために行なえないことも少なくない。このような場合には，自身の体重を運ばなくて済むような運動負荷様式を助言すべきである。

肥満の高血圧患者には，特に水泳が有効な方法である。それに対してよく水泳は水圧によって，水中では特に血圧が高くなるので，このような運動種目は危険ではないかというが，われわれはそう考えていない（図5.5，表7.1）。

肥満で若年層の高血圧患者には，競技という観点のスポーツであることと動機づけが特に重要になる。高血圧の程度が制限因子にならない場合は，次のような種目が勧められる。身体の大きさを活用できるもの，例えば，アイスホッケー，砲丸投げ，ハンマー投げ，または柔道やレスリングなどの格闘技に励んでもらうことができる。

複数のリスクファクターや合併症を持っている高血圧患者と身体活動

脂質代謝の異常

運動は，脂質代謝の異常に対してよい効果を及ぼす（HDLを増加させる．p38, 39参照）。二つの危険因子がある場合—例えば高血圧と高コレステロール—は，当然ながら運動負荷をかけたときに危険性がある。負荷心電図をとることを強く勧める。双方の危険因子を持つ場合の運動でも，最適な運動負荷は同じである。

高尿酸血症

身体活動中には，タンパク質の代謝が高まることや血液濃縮が起こることによって，尿酸濃度が上昇する。運動選手の場合は，尿酸濃度が境界値であれば診断上問題はない。

高尿酸血症に罹っている運動選手には，腎臓結石を防ぐために，できるだけ水分を多く摂取するように勧めるべきである。特に，高血圧で利尿薬を服用している人には，そのように勧めること。

糖尿病

高血圧の場合と同様，糖尿病患者に対しても，スポーツ活動は一般的な治療法の一部として広く勧められているものである。

運動することによって，次のような「利点」が得られるだろう：糖の利用が高まることによって過剰な高血糖が早急に低下する。それだけでなく長期的にも，インスリン感受性が高まるために糖尿病性の代謝の状態が改善する（6章, p36参照）。乳酸産生が少なくなることで糖尿病性のケトアシドーシスを防ぐ。II型の糖尿病患者にとっては，体重が減る利点と，高血圧患者の場合と同じようにコンプライアンスが改善する利点がある。

身体トレーニングをすると，一連の「危険」が起きる可能性もある。特に低血糖の危険がある。この危険性は，高血圧を持つ糖尿病患者が降圧薬としてβブロッカーを服用している場合には，さらに強くなる（11章, p83参照）。交感神経系での低血糖のシグナルが抑制されるため，低血糖状態が「降ってわいたように」いきなり起こり，回復も極めて遅くなる。このため，糖尿病患者が運動を行なう場合は，β_1選択性ブロッカーのみを服用すべきである。

高血圧を持つ糖尿病患者では，さらに冠動脈性心疾患を併発する可能性がきわめて高い。糖尿病患者で典型的なのは，無症状のうちに心筋虚血が進行することであり，このため，運動負荷をかけているときにはとりわけ危険性が高くなる。高血圧を持つ糖尿病患者に運動を勧めるのは，負荷心電図の結果を見てからにしなくてはならない。

高血圧を持つ糖尿病患者には，次のような実際的なアドバイスをすべきである：

・身体運動は，代謝が正常なときに限って行なうこと。安静時の血糖値が300mg/dLより高い場合は，負荷をかけるとさらに高くなる可能性があり，ケトアシドーシスが起こる危険がある（図14.2）。

・運動は，定期的に，グループで行なうのがよい。コントロールされた持久的な負荷が最もよい。運動する前に，少量の炭水化物を摂取するのがよい。不定期的に運動するのでも，Ⅰ型の糖尿病患者では，ふだんのインスリンの量を20％程度まで減らすことができる。最大量のインスリンを投与している間は，運動を行なうのは避けること。

・多くの研究者が，インスリンの運搬を遅らせるので作業筋にはインスリンを注射しないようにと勧めている（例えば，走る人の場合は，大腿部ではなく腹部の皮膚に注射する）。

・糖尿病患者では，脚の炎症（末梢の血行障害，多発性神経炎）の危険が高くなるのを避けるために，脚部の衛生状態をよくしておくことが必要である。

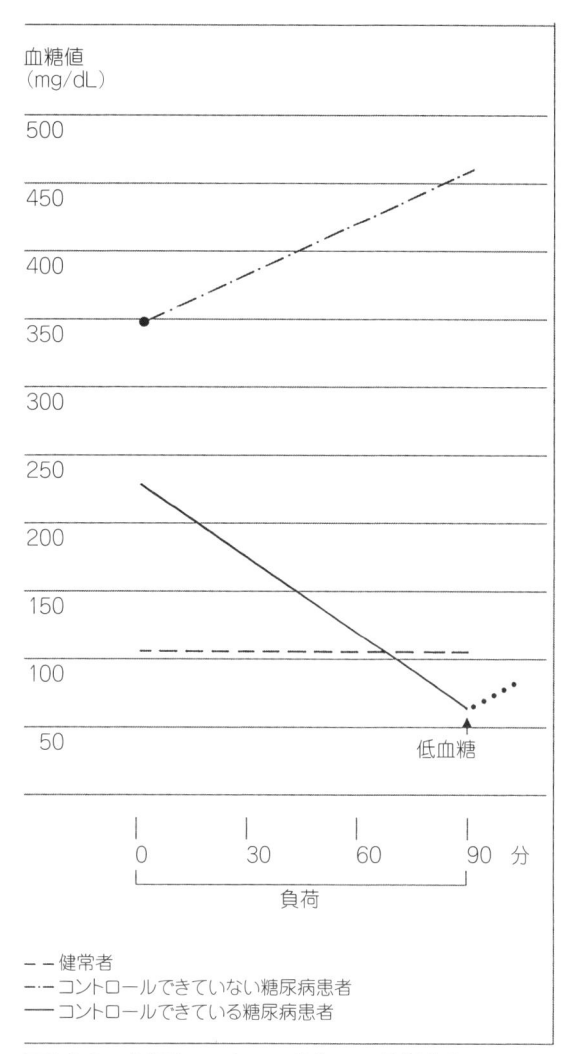

図14.2 血糖をコントロールしている場合としていない場合の糖尿病患者での運動の影響[1]

1）Bar-Or O. Die Praxis der Sportmedizin in der Kinderheilkunde. Berlin, Heidelberg, New York: Springer, 1986.より一部修正

複数のリスクファクターや合併症を持っている高血圧患者と身体活動

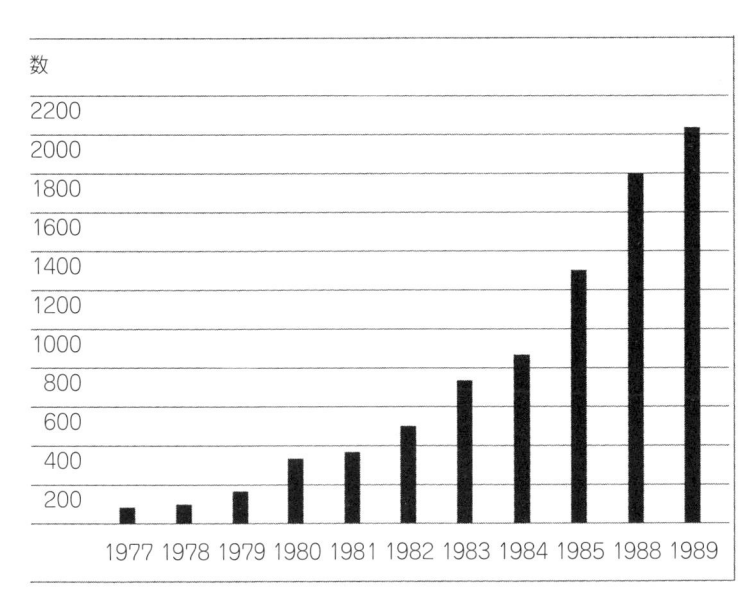

図14.3 ドイツ連邦(旧西ドイツ)での外来心臓リハビリグループ数の増加 1977-1989

動脈硬化症の二次的な影響

冠動脈硬化性心疾患（coronary heart disease: CHD）

　CHDに対する運動は，一次的および二次的な予防において，かなり確立している。このことは，心臓リハビリグループ数の爆発的な増加にも現れている（図14.3）。これらのグループに参加している外来患者は，主として心臓発作を起こした後，医師の監視下で運動を行なっている患者である。患者の多くは，同時に高血圧でもある。

　CHDに罹っていない高血圧患者の場合は，危険性が低いので，必ずしも除細動装置を備えた医師の監視下で運動しなくてもよい。高血圧患者を全員，外来の心臓リハビリグループに参加させるとすると，許容人数を超えてしまい無理だろう。CHDがないかまたは軽症のCHDを併発している高血圧患者は，医師の指導下ではあるが常時医師が立ち会っているわけではない，いわゆる危険性グループ，または予防グループに参加するのでもよい。高血圧の他にCHDもある場合は，CHDの重症度が運動中の危険性に明らかに関わってくる。

　CHDがあって運動を行なう場合のアドバイスは，高血圧のステージⅡの場合と基本的に同様である。

　運動とは別の面だが，実際，CHDもある高血圧患者が薬物療法を受ける場合も，薬に関しての基本方針はほとんど同じである（11章，「β受容体ブロッカー」と「カルシウム拮抗薬」の部を参照）。ただし，CHDもある高血圧患者で抗凝固作用のある薬剤（抗凝固剤，血栓抑制剤）による治療を受けている場合は，指示が異なる。この場合は，ケガをしやすい運動（アルペンスキー，乗馬など）は問題になる可能性がある。

脳動脈硬化症と脳卒中

　高血圧患者の典型的な血管系の合併症は脳動脈硬化症であり，最終的な段階としては脳卒中である。卒中発作によって，運動障害や神経学的な障害も起こり得る。こうなると運動療法の考慮の的となる。

　負荷を与えて血圧と循環に影響を与える他に，体力と調整機能を向上させるために，治療的運動の分野での身体を動かす負荷をかけることが不可欠になる。身体を動かすリハビリテーションが極めて重要になる。残念ながら現在のところ，このようなリハビリは，リハビリテーションセンターでしか施行できない。外来のリハビリグループはまだ充分利用できるようにはなっていない。

動脈閉塞（Arterial Occlusion：AO）

　AOは，厳密には高血圧の結果起こる疾患ではない。しかし，高血圧患者では，一般的な動脈硬化症でもAOが起きることがある。「血管疾患の運動グループ」ができてきているので，この疾患のことについても述べる。

　末梢の血流障害がある場合，一般的な処置として身体活動を勧めることもある。この場合の活動は，主として歩行トレーニングからなる。血流障害のタイプによっては他の特殊な運動プログラムとなる（大腿部タイプ，下腿部タイプ）。血流障害が脚の血管部分に限定されている場合，運動様式や負荷の制限を設定する。基本的に（冠動脈硬化症のようには）危険性はない。

　この身体運動は，血管疾患の運動グループに参加して行なってもよいし，患者個人で行なってもよい。たいていの場合，医師が監視している必要はない。

腎臓疾患

　血圧が高いと腎臓にさまざまな影響が起こることが知られている。高血圧の約3％の症例は腎臓由来，いわゆる腎臓性の高血圧である。二次的に高血圧に罹っている場合の身体への負荷については，特徴的な点はまだわかっていない。逆に，高血圧に罹ったことで腎臓の障害，いわゆる腎硬化症が起きることがしばしばあり，それが末期の腎不全になる恐れもある。

　このごろでは，地域によっては，透析患者のための特別な運動グループができている。透析患者の回復力は，高血圧によって低下しているばかりでなく，貧血や，透析を受けている期間の時間的な負担や，腕のシャントによる制限によっても低下している。そこでこれらの患者は，限られた身体活動のみを行なうことができる。すなわち，軽い運動ゲームや軽い体操の形式のみに限定される。

15. 日常診療についてのアドバイス

運動している高血圧患者を日常治療で診るときには多くの疑問や問題が生じる。そのことについて1章から14章で具体的に論述してきた。この章では最も重要なポイントを日常診療に役立つ立場でまとめている。その際、診療手順と同じ順序で記載した。

運動をしている高血圧患者の検査

病歴

病歴のみならずスポーツ歴，例えば，運動頻度，1回当たりの時間，運動種目，運動中の異常の有無などは特に重要な事項である。

家族歴も留意すべきである。例えば，近親者に高血圧患者がいるとか，心血管系異常などの家族歴がある場合には早めに降圧薬を投与することが勧められる。また運動中の血圧上昇反応が過剰な人の場合には高血圧の家族歴を有することが多い。

身体の検査

若い選手の場合は大動脈縮窄症も考慮しなければならない。この場合，下肢の血圧も測定する必要がある。片側上肢の筋肥大を伴う選手，例えば，テニス選手などの場合は両上肢の血圧を測るべきである。スポーツ選手の場合は，血圧だけでなく筋肉や骨などの検査もすべきである（例えば，脊柱の異常，関節症など）。

心電図

心電図は高血圧患者の基本検査である。しかし，心電図の判定基準（Sokolow-Lyonの基準，R波増高）だけで心臓肥大の診断をすることは注意した方がいい。なぜなら，やせているスポーツ選手の場合は伝導性が良好となるために心臓肥大がなくても心電図のR波は増高するからである。そのため，判断がつきにくい時は必ず心エコーもした方がよい。

生化学検査

血液のリスクファクター（脂肪代謝異常，糖尿病）についての検査を加える。

尿中に排泄されるべき物質の血中濃度測定は高血圧症患者の基本検査の一部を構成する。尿酸と尿素の血中濃度は運動により軽度の増加を示すことがある。それはタンパク代謝が亢進したか発汗による血液濃縮のためである。しかし，運動による血中クレアチニンの増加は起こらない。尿中にタンパクやヘモグロビンが検出された場合はスポーツが原因になっていると考えなければいけない。運動負荷により尿タンパクがでる場合やヘモグロビン尿症（負荷依存性タンパク尿，行軍血色素尿症）の場合があるので，休養をとってから再検査した方がよい。

胸部レントゲン検査

この検査は高血圧と新たに診断された場合の基本検査の一部となる。この検査では心臓の大きさと肥大所見の有無を見なければならない。また，若い高血圧患者の場合はそれと同時に大動脈縮窄症の所見を探すべきである。胸部レントゲン写真では心臓と同時に肺の状態もわかるので，胸部レントゲン写真を心エコーで代用することは不適当である。

心エコー

心エコーはすべての運動中の高血圧患者に施行した方がよい。高血圧を持った一流スポーツ選手，筋力を主として用いるスポーツをしている場合や心臓肥大が疑われる場合は必須である。心臓がスポーツに順応して起こったエクセントリックな心肥大と高血圧で起こったコンセントリックな心肥大を鑑別する。心雑音のある場合または安静時心電図に異常のある場合は詳しく調べることが必要である。持久力を主として用いるスポーツ選手が高血圧を有する場合はエクセントリックな肥大とコンセントリックな肥大を合併した形を呈することがある。この場合の鑑別は難しいので，専門医の判断が必要である。

運動負荷検査

運動中の血圧反応と安静時の血圧が異なることを判断できる検査である。また，冠状動脈硬化症の有無を明らかにするため，個々人に適切な負荷を決めるためやトレーニングのアドバイスを与えるためにこの検査は必要である。基本的には高血圧を有する選手たちすべてにこの検査をしなければいけない。特にこの検査が必要なのは次の場合である。

・一流選手で高血圧を有する場合
・血圧上昇が著明な種目，特に筋力を主として用いるスポーツの場合
・動脈硬化症の疑いのある場合，特に冠状動脈硬化症の疑いのある場合，つまり，とりわけ重症高血圧で長期にわたる場合

自転車エルゴメーターを座った状態でこぐ場合には負荷中に簡単に血圧測定ができるので最も有用な検査となる。

長時間心電図

長時間心電図は基本検査ではないが，不整脈の疑いのあるときや不整脈がある時にはこの検査の適応がある。

長時間血圧測定

この検査は一般的には健康保険が適用されないので，今のところはまだ少ない施設でしかできないが，病院以外の血圧変化，特にスポーツ中の血圧変化を見るのに，非常に便利な検査である。

心筋シンチグラフィー

負荷心電図のT波異常が心筋虚血によるものか心肥大による偽陽性かを鑑別するために重要な検査である。

冠状動脈造影

この検査は選手でなくても適応は同じである。特に手術の必要性を判断する場合に必要となる。一流スポーツ選手で，心臓病の疑いのある場合は，一流選手としてスポーツを続けてよいかどうかを判断するために社会的適応として行なわれることがときどきある。

日常診療についてのアドバイス

非薬物療法はすべての高血圧治療の基本である。

スポーツ選手の場合は降圧薬を用いることでスポーツ中の運動能力を低下させる可能性があるので，特に適応となる。

拡張期血圧が105mmHg以下の場合，動脈硬化症のない場合，心筋肥大のない場合，高血圧の家族歴がない場合に非薬物療法が適応となる。

非薬物療法

食事

まず，肥満があれば減量が必要である。第2は食塩制限。食事中の塩分は多すぎるので汗を大量にかいても塩分が不足する危険はない。第3には十分にカリウムやマグネシウムをとること。基本的には果物ジュースとミネラルウォーターを飲むことで十分に摂取できる。しかし，利尿薬を内服している場合や一流選手の場合はカリウムとマグネシウムを含有した錠剤で補給しなければならないことがある。第4は食生活と関連している他のリスクファクター（糖尿病，高コレステロール血症）の治療である。

スポーツ

スポーツの中でも筋力をあまり使わない持久性スポーツは高血圧に対して有用である。エルゴメーターでの負荷テストの結果によって負荷量を決める。心拍数は180－年齢前後で，毎日30分間の持久性スポーツをすると最もよい。長距離走の場合の心拍数は200－年齢前後でもよい。

他のリスクファクターに対する注意

糖尿病や脂肪代謝異常があるときは治療すべきである。喫煙をやめない高血圧患者に対する非薬物療法はあまり意味がない。

薬物治療

βブロッカー

運動負荷中の血圧上昇に対する降圧効果は顕著であり，運動をする高血圧患者に勧めるべきである。しかし，パフォーマンスはかなり低下する。したがって，$β_1$選択性ブロッカーが優先して用いられる。脈拍は減少することがあるので運動負荷の程度を呼吸によって決めるとよい（頻呼吸のないように走る）。または自覚的運動強度によって負荷を決めればよい（少し疲れるほどの負荷で，しかも無理ではない負荷がよい）。スポーツの種目によってはβブロッカーはドーピングリストにあげられている（射撃と近代5種）。

また，βブロッカーを内服すると低血糖の危険性があり，強い持久性の負荷をかけている場合（マラソンなど）には内服しない方がよい。

カルシウム拮抗薬

βブロッカーほどには運動中の血圧を下げないが，新陳代謝には影響がない。また，パフォーマンスに対するネガティブな影響はない。したがって，一流スポーツ選手に高血圧がある場合にはこの薬を使った方がよい。

利尿薬

利尿薬は負荷中の血圧にあまり影響がない。電解質には場合によってネガティブな影響があるのでスポーツ選手に対してセカンドチョイスの薬である。

ドーピングリストにあげられている（体重階級制の種目での"体重改造"，ドーピング隠しのための尿希釈）。利尿薬を飲みながらスポーツをしている場合は，特にカリウムとマグネシウムの減少に気をつけた方がよい。

ACE阻害薬

パフォーマンスに対するネガティブな影響についてはまだ知られていない。しかも，長期間にわたり内服された場合の経験はまだない。

高血圧以外のリスクファクターと他の疾患がある場合

喫煙：喫煙とスポーツとは相いれない。スポーツは喫煙によるリスクをカバーできない。喫煙者はスポーツ中の脳卒中，突然死などのリスクが高い。

肥満：スポーツは肥満のある高血圧患者にとって減量によい。自分で体重を運ばなくていいスポーツ，例えば水泳，自転車こぎ，ボート漕ぎなどがよい。

脂肪代謝異常：スポーツでHDLは増加する。高血圧と脂肪代謝異常の場合に勧めることのできるのは基本的には持久性負荷がかかるスポーツである。

糖尿病：糖尿病患者にとって体を動かすことは基本的なアドバイスの一つである。特徴的なリスクは低血糖と無症候性心筋虚血とケトアシドーシスである（詳しくは14章のp114のアドバイスを参照）。

動脈硬化症による合併症：合併症に対して専門の治療グループが存在する。例えば冠状動脈硬化症の場合には心臓グループがあり閉塞性動脈硬化症の場合は血管グループがある。また透析患者に対する治療グループもある。高血圧患者は合併症の程度に応じてこのようなグループの治療を受けるとよい。

筋骨格系の異常：肥満には関節症とか変形性脊椎症というような病気が合併することが多い。したがって，自分で体重を運ばなくていいスポーツが有用である（水泳，自転車こぎなど）。

16. 高血圧患者のためのスポーツ辞典

どんなスポーツ種目が高血圧の患者に適しているか？
どのタイプの高血圧患者がどのスポーツをすることができるか？
参考：高血圧重症度の分類：Ⅰ期軽症，Ⅱ期中等症，Ⅲ期重症

1.アイススケート：
すべての運動能力，つまり持久性，速さ，力，バランスそして柔軟性が要求されるので，特によいスポーツであり，モチベーションの高いスポーツである。

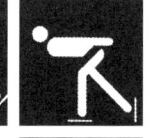

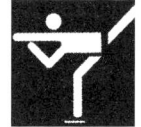

スピードスケート：
高血圧患者には適した持久性運動である。試合形式に則って，より長めの距離を滑る場合も有効である。一般のスケートリンクで輪を描くようにぐるぐる回るか，または可能であれば自然にできた野外のリンクで滑るのもよい。

スケート短距離走：
速さを競うスポーツで，精神的負担と速く滑らなくてはならないという負担から（スプリントの項参照）高血圧患者にはほとんど適していない。

フィギュアスケート：
さまざまなジャンプがあるので，Ⅰ期軽症の高血圧の場合行なってもよいが，さらに進んだステージの高血圧の場合は禁忌となる。一般の人が行なうスケートの場合，混み合ったスケートリンクでは転倒や衝突による負傷の危険性がかなり高くなる。

2.アイスホッケー：
（団体競技の項参照）

3.アルペンスキー：
（スキーの項を参照）

4.鞍馬
体操に乗馬の型を取り入れたものでとりわけ子どもと青少年が行なっている（体操と乗馬の項参照）。軽度の若年性高血圧の場合は行なってもよい。

5.インディアカ：
（ボールを打ち返すスポーツの項参照）

6.ウォーキング：
ここで言うウォーキングはハイキング（その項参照）と違い，スポーツとしてのウォーキング（しかし，競争・競歩ではない）を意味する。内科的にまた時には衝撃的な事故がジョギング中に起こっていることから（例えばJim Fixxの死亡），またやりすぎたために起こる障害（ジョギングくるぶし）のためにアメリカでは一般の人向けに"power walking"あるいは"wogging"（wolkingとjoggingを組み合わせた運動）が作りだされた。

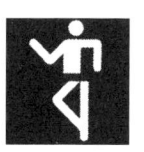

スポーツとしてのウォーキングは関節にあまり負担をかけないという長所があるので，ジョギングのかわりになるスポーツである。

運動効果を上げるためには持久性スポーツの項（参照）であげたような条件で行なわなければならない。一般的に強度が低ければ運動時間はより長くするべきである。

7.エアロビクス：
グループで音楽のリズムに合わせて行なう体操。

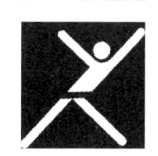

音楽に合わせてアップテンポで運動すること，またグループで遅れないように無理をするため負荷がかかりすぎ，アシドーシスを起こすことがしばしばある。若年性高血圧患者の場合エアロビクスは行なってもよいが，より進行した高血圧の場合，適度でゆっくりした指導のもと，心拍数と負荷強度の関係をモニターでコントロールしながら行なうことができる。

8.円盤投げ：
（投てき種目の項参照）

9.オートレース：
（モータースポーツの項参照）

10.オリエンテーリング：
地図を見ながらの長距離スポーツ（長距離走の項を参照）

11.カーリング：
疲れずに余暇を楽しめる。高血圧患者が制限なく行なうことができる。

12. 格闘技：

（ボクシング，レスリングの項参照）

ヨーロッパで始まったレスリング，ボクシングまたフェンシングに加えて最近では東洋で生まれた格闘スポーツ（柔道，空手，テコンドー，剣道など）も広く行なわれている。この種目にはサーベル（フェンシング）や竹刀（剣道）など武具が使われることがある。

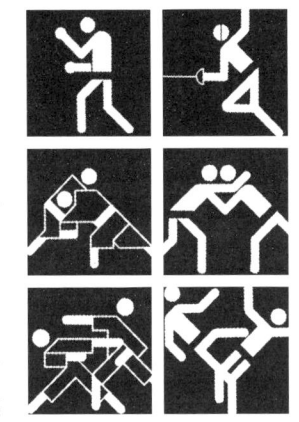

一般的に格闘スポーツは条件によっては負荷が強くかかり，精神的緊張から血圧が上がるので高血圧患者には適していない。ケースバイケースでⅠ期軽症の高血圧の患者には許可される。

血圧上昇とは無関係に，時には負傷する率がかなり高くなる。フェンシングでは死に至るほどの重傷が繰り返されてきた。とりわけボクシングは危険である（その項参照）。格闘スポーツは特殊なものとして見なければならない。

特に大きな静的負荷を伴う，つまり最大強度まで力を出すレスリングなどは高血圧患者には不向きである。それに対して，主に動的負荷を伴うフェンシングなどは向いている。アジアの格闘スポーツでは，かなりメンタルな効果が重要視されている。部分的に変化させることにより太極拳のように格闘スポーツを非常にゆっくりとした動きに変えた，一種のリラクゼーション体操がある。このような運動はもちろん高血圧患者にも勧めてよい。

13. カヌー：

原則的には持久性スポーツであり，その点から高血圧患者には適している。静的運動負荷の割合は比較的大きい（脚の筋肉でボートを安定させるため）が，筋肉（腕）に力はほとんど入っていない。競技としてのカヌーは高血圧患者には適していないが，"カヤック"（その項参照）であれば，勧められる。

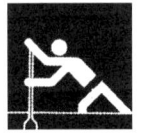

14. カヤック：

一般向けに形を変えたカヌー競技の一種（その項参照）。ほとんど体にかかる負荷がないため一般的に運動効果は低い。

高血圧患者のストレス軽減のためには適している。

15. 空手：

（格闘技の項参照）

16. 競走・競歩：

陸上競技の競走・競歩では循環器への反応や，それによってその高血圧患者が競走・競歩に適しているかどうかは走る距離によって決まる。短距離の100m走の場合速く走るため力を入れることにより血圧が非常に上がる。このことから高血圧患者には一般的に適していない。しかしケースバイケースで若年性高血圧患者でⅠ期軽症の場合は許可してもよい。

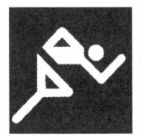

走る距離が長くなればなるほどトレーニング効果は上がり，血圧の上昇も少なくなる。長距離走では高血圧患者であっても競技形式で行なうことができる。しかしその場合二次障害がない場合のみに限る。Ⅱ期中等症およびⅢ期重症の高血圧の場合，試合形式で行なうべきではない。特にすでに左心肥大あるいは冠動脈不全がある患者の場合は行なってはいけない。

薬を服用している場合，長距離走では特殊な問題が起こる場合がある。βブロッカーを服用している場合はエネルギーが抑制されるため，低血糖症を起こす危険性がある。β_1選択性ブロッカーを服用している場合にはそのような危険性は少ないが，まったく起こらないというわけでもない。βブロッカーを使用している患者は運動時間を1時間くらいにとどめておくべきである（p81～86参照）。

17. 筋力系スポーツ：

（ボディビル，フィットネストレーニング，体操，投てき種目の項も参照）

力を入れれば入れるほど血圧が高くなる。例えば最大強度まで力を入れた時またヴァルサルヴァ反射が生じた時（p18, 19参照）。したがって，高血圧患者には一般的に適していない。このことは主にアイソメトリック筋肉強化法の際にあてはまる。動的運動負荷が適量であれば筋肉を付けるために高血圧患者が行なってもよい。十分に筋肉組織が作られれば，日常の静的運動の際に血圧はあまり上らなくなる。

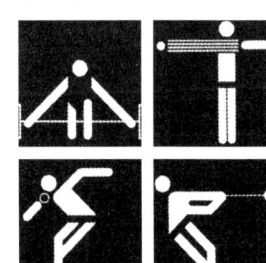

高血圧患者のためのスポーツ辞典

もっともよいのは負荷を最大強度の30〜60％にし（フィットネストレーニングの項参照），例えば治療目的の筋肉トレーニングとして，あるいは競技スポーツで行なわれているアイソキネティックトレーニングを運動速度を一定に保つ特別の機械を使って行なうことである。さらにこのトレーニングは運動器官に合併症を持っている患者の筋肉トレーニングとして，例えば肥満の高血圧患者が背中に痛みを持っている場合などに向いている。

Ⅰ期軽症からⅢ期重症までの高血圧では，運動量はきちんとはかって行なわなければならない。単に力のみを使う競技形式のスポーツ（例えば重量挙げ）はⅠ期の患者であっても行なうべきではない。非常に高い血圧そのものが危険を伴わなくても，また二次的血管障害がその場ではない場合でも，後々そのような障害がでる危険性があることを考慮しておかなければならない。ケースバイケースで軽症の高血圧症の場合はこの運動を許可してもよいが，起こりうる危険性については正確に患者と話し合っておかなければならない。さらにその際，負荷をかけた場合におこる血圧の変化と心エコー検査の結果も考慮されなければならない。筋肉増強剤の摂取は絶対に許されない（ボディビルの項参照）。

18. クロスカントリー：
（自転車こぎ／自転車を使ったスポーツの項参照）

19. ゴルフ：
今日では大衆の人気が高く，自然を体験したり新鮮な空気のもとで運動できることもその魅力となっている。しかし，運動効果をあげるほどの心臓・循環器への負荷はほとんどない。きちんとしたテクニックで打つ場合には筋肉へかかる負荷は比較的少ない。しかしながらこのスポーツはとりわけ中高年の人が行なうので，プレー中にかなりの心臓・循環器の事故が起こる。中高年のゴルファーは事前のメディカルチェック（負荷心電図）を受けるべきである。Ⅰ期とⅡ期の高血圧患者にゴルフは一般的に適している。重要なことは正しい打撃テクニックを身につけ，打つときに力まないようにすることである。Ⅲ期の患者にはケースバイケースで許可される場合がある。きちんとした打撃テクニックを身につければ，やりすぎによって起こる障害（ゴルフ腕）を避けることができる。

20. サークルトレーニング
休憩をしながら続けて行なう体操様式であり，部分的に非常に身体的負荷がかかる。高血圧患者にはほとんど適さない。

21. サーフィン
静的な負荷と同時に精神的負荷がかなりかかるため，血圧の上昇が見られる。心循環系のトレーニング効果はあまりない。高血圧のⅡ期とⅢ期の患者には適さない。Ⅰ期軽症の場合はケースバイケースで行なってもよい。

22. サウナ：
サウナはスポーツではないので，運動効果はない。しかしながら，サウナがスポーツや高血圧と関係があるのではないかという質問が多い。サウナは一般的に高血圧があれば絶対に行なってはいけないというのではなく，むしろ行なってよいものである。その理由は汗によって食塩が体内から出ていくからである。高血圧患者はサウナのあと急に冷たい水に飛び込んではいけない。血圧が（300mmHgまで）上がる場合がある。普通の温度のプールで泳ぎながらゆっくりと体を冷やしていくか，シャワーや"空気で乾かす"方法がよい。サウナに行ってよいのは血圧が薬で安定している場合である（180／100mmHg以下）。薬（特に血管拡張作用のある薬）を服用している場合，暑さによってその副作用が強く出る場合があるので注意が必要である（サウナの中では，なるべく中段か下の方に座り，ゆっくりと立ち上がること）。

23. サッカー：
（団体競技の項参照）

24. 寒さの中で行なうスポーツ：
次のようなさまざまなスポーツでは寒さの影響が特徴的に現れる。例えば，ウィンタースポーツ，高度の高いところで行なわれるスポーツ（アルペンスポーツ，飛行）とりわけ寒さと高さの要素を併せ持ったスポーツ（アルペンスキー），寒中水泳など。

寒さは皮膚血管の収縮によって血圧を上げる。これにより例えば冠動脈疾患のある高血圧患者が狭心症を引き起こす場合がある。適切な防寒服を着ることが，厳しい寒さから身を守るのに大切である。

25.三段跳び：
（跳躍種目の項参照）

26.持久性スポーツ：
（トレッキング，スケート，ジョギング，カヌー，競走・競歩，自転車こぎ，ボート，水泳，スキー，トライアスロンの項参照）

リズミカルな運動で，かなり長めの時間型にはまったように同じ運動が繰り返される。一般的にこのスポーツは心臓循環器系に高いトレーニング効果を示すので高血圧患者に特に適している。しかし，さまざまな持久性運動の際には特別の配慮が必要である。特に重要なのは力の入れ方である。力を入れれば入れるほど，血圧は高くなるので，そのような持久性スポーツは適さない（個々のスポーツの項を参照）。

高血圧患者に適する種目の順位：

持久走（ジョギング），スキーを使った長距離走，自転車こぎ，トレッキング，スピードスケート，ボートの順番となる。

水泳については議論の余地がある（その欄参照）。

トレーニング効果を上げるためには少なくとも10分以上の運動が必要である。最適の運動時間は約30～40分である。負荷の強さは無酸素性作業閾値となるように，つまり脈拍数が180から年齢を引いた値になるように，走行時には脈拍数が200から年齢を引いた値までになるようにするとよい。

脈拍数に変動の出る薬を服用している場合には（特にβブロッカー）：

呼吸のできる程度（息が切れずに，会話ができる程度で走る）か，適度な負荷を感じる程度（少し頑張るがひどくは頑張らない程度）の運動にするべきである。トレーニング回数は少なくとも週に2回から3回程度で，約10分程度の運動であれば毎日行なうべきである。上手に運動すればするほど，使われている筋量は多くなる。その観点から持久走やスキーの長距離走は最適である。

27.持久走：
（ジョギングの項参照）

28.自転車こぎ／自転車を使ったスポーツ：
運動する者の体重を自転車が支えるという点が大きな長所の持久性スポーツ（その項参照）である。そのため特に肥満や関節症のある高血圧患者に適している。山に登るときは特に力が入るため血圧が上がる。この理由から高血圧患者が"自転車でハイキング"をする場合は山に登るべきではない。

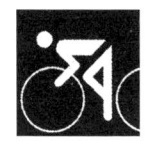

競技形式の場合は別の運動フォームで行なうため，より多くの筋肉を使うことから心臓・循環器系への運動効果はより大きくなる。特に山を下りる場合に転倒の危険性がある。

29.射撃：
肉体的負荷は弱いが精神的負荷が強い。高血圧患者には一般的に制限なく行なってよい。しかしβブロッカーを服用している場合，ドーピング検査で陽性になる場合があるので注意すべきである。

30.柔道：
（格闘技の項参照）

31.重量挙げ：
（筋力系スポーツの項参照）

32.乗馬：
部分的に高い静的負荷がかかるため血圧が上がる。動的負荷がほとんどないため心臓＝循環器系へのトレーニング効果はほとんどない。負傷の危険性は高い。

高血圧患者には条件付きで行なうことができるが，Ⅱ期中等症とⅢ期重症の患者は乗馬テクニックが十分であるかどうかで判断される。

33.ジョギング：
（競走・競歩の項も参照）

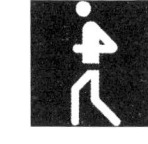

ジョギングはトレーニング効果の高い持久性運動である。力むことが少ないので血圧はほとんど上昇しない。高血圧患者にはたいへん適している。運動量については持久性スポーツの項参照。

しかしながら非常に多くの循環器疾患の患者，特に高血圧患者がジョギングを行なうので他のスポーツに比べて心臓血管の事故がしばしば報告されている。高血圧患

高血圧患者のためのスポーツ辞典

者はジョギングのトレーニングを始める前に必ず運動負荷試験を受けるべきである。このトレーニングは，できるだけ患者の冠動脈疾患を考慮して適切な運動量で行なわれなければならない。

34. シングルでボールを打ち返す競技：
（ボールを打ち返すスポーツの項参照）

35. 水泳：
持久性の負荷がかかり，体重を支える必要がないので特に肥満の高血圧患者には適した運動である。一方，場合によっては入水するときに血圧がかなり上がるので注意が必要である。水泳の際によく起こる高血圧は"水泳－高血圧"とよばれる。調査によると水泳をする人に高血圧はそれほど多くない（表7.1参照）。深刻な不整脈がある場合を除いて水泳は高血圧患者に勧められる。

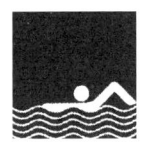

水中で水平になることと水圧の影響で心臓により多くの血液が送り込まれる。また水に潜る際には自律神経反射や潜水反射が起こる。これらの原始反射により体は比較的長く水中にとどまることができる。深刻な不整脈が起こりやすい場合，潜水反射によってその症状がさらに悪化することがある。

Lown 4度以上の期外収縮あるいは心房細動がある場合は不整脈が薬で十分に治療されている場合のみ水泳を行なってよい。潜水反射は安静時と運動中の脈拍をかなり下げる。トレーニング中の脈拍は180からその人の年齢を引いた値よりも少ないのが適当である。

最適の水温についての質問がよくなされるが，冷たい水は血圧をあげ，潜水反射を強くし，不整脈を起こしやすくする。温かすぎる水は体温調節のため（肉体的負荷と高血圧に加えて）さらに循環器に負荷がかかる。肥満で運動をあまりしない高血圧患者に理想的な水温は26〜29℃の間である。スポーツとして水泳をするのであれば24〜26℃の間が好ましい。

36. 水球
（団体競技と水泳の項参照）

身体的，精神的負荷が強くかかり高血圧患者には一般的に勧められない。Ⅰ期軽症の若年性高血圧の場合ケースバイケースで行なってもよい。

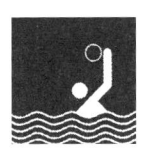

37. 水中ラグビー
（団体競技，ダイビングの項参照）

かなり強い負荷がかかるスポーツなので高血圧の患者には不適当である。

38. スカイダイビング：
精神的負荷によって血圧が上がるうえに，負傷する危険性も高い。高度が高いため，酸欠の危険性もあり得る（高さの項参照）。

高血圧患者には適さない。Ⅰ期軽症の若年性高血圧症の患者の場合，このスポーツが適しているかどうかはケースバイケースで決められねばならない。運動負荷をかけた時の血圧の変化に対応すべきである。つまり，運動負荷によって血圧が非常に高くなる場合は，このスポーツはむしろ避けるべきである。

39. スカッシュ：
（ボールを打ち返すスポーツ）

スカッシュの長所はテニスと比べて比較的速くテクニックを習得することができる点である。とはいうものの血圧は上がり，集中的に負荷がかかり同時にかなり精神的負荷もかかる。トレーニング効果はボールを打っている時間がより長いため，テニスと比べて高いが，脈拍数が上がり，乳酸性アシドーシスを起こすこともある。このことからⅡ期およびⅢ期の高血圧患者には一般的に適していない。Ⅰ期でしかも軽症の高血圧の場合にはケースバイケースで行なってもよい。負傷率は高い（両側面の壁にぶつかる！）。特に危険なのは目の負傷である。

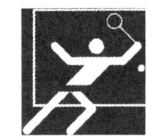

40. スキー：
（高さ，寒さの中でするスポーツの項参照）

アルペンスキー：

バランス，柔軟性そして力が主に要求されるものの心臓・循環器系へのトレーニング効果はむしろ少ない。力を使うこと，また精神的緊張から血圧はかなりあがり，Ⅱ期中等症およびⅢ期重症の患者では高いところでの酸素不足から，さらに危険な状態になることがある。そのため高血圧患者にはほとんど適さないが，一方では，かなりやる気のでるスポーツである。

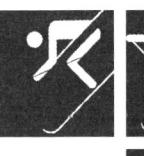

Ⅰ期の患者にアルペンスキーを勧めるのはたいへんよいが，ⅡおよびⅢ期の一部の患者には特別の条件が必要となる。つまり，スポーツの経験（スキーのテクニックを習得するのは一般的に難しいため），また，中程度

の高さ（1,500m〜2,500m）での，きちんとした滑り方また止まり方を習得していること，心筋梗塞を起こしたことのある患者の場合は一般的に2,000mの高さまで，という条件である。

事故が起こりやすいのは特に心筋梗塞を起こしたことのあるⅢ期の高血圧患者が抗凝血薬を服用している場合である。

スキー体操：
（体操の項参照）

集中して力と速さが要求される運動である。高血圧患者の中でも特にⅡ期およびⅢ期の患者には適さない。

スキーの長距離走：

持久性負荷がかかり，その際非常に多くの筋肉を使う（他の長距離走に比べ腕で勢いをつける時により多くの筋肉を使うため）。高血圧患者にとっては理想的である。きつい上り坂（力む！）や急な下り坂（精神的負荷）では血圧がかなり上がるので高血圧患者は主に平地を走るべきである。特にⅡ期およびⅢ期の患者がやりすぎると危険が生じる。競技形式の長距離スキーでは循環器に負荷がかなりかかる。特に新しい滑降テクニックを用いた場合には。このことから高血圧患者にとっては，かなりの力を使うこと，またそれにより血圧が上昇することから問題があるが，ケースバイケースでⅠ期の軽症の高血圧患者には許可できる場合がある。

スキージャンプ：

精神的負荷が大きいので高血圧患者には一般に勧められないが，若い軽症高血圧の場合はケースバイケースで行なっている。

41.スプリント：
（競走・競歩の項参照）

42.そり・リュージュ：

競技形式では精神的負荷が大きく，血圧が上昇するため高血圧患者には向いていない。一般的に行なわれている"そりすべり"であればリラックスでき休養にもなるので高血圧患者にも適しているが負傷の危険性は高い。

43.体操：

体操はすべての運動の基本を取り入れている。また，患者向け体操から競技体操に至るまで，さまざまなバリエーションがある。高血圧患者にとっては体の調整と活動性そして筋力の向上が一番重要である。しかしながら，力を重視した練習では最大強度まで力を出し切ってはいけない。最大強度の30〜60％にとどめておくべきである（フィットネストレーニング，筋力系スポーツの項参照）。

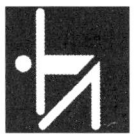

高血圧患者が他のスポーツをする場合（例えば競技スポーツ），ケガを防ぐため，始めに必ず準備体操をすべきである（体を温める）。

最近では体の線を美しく見せるために，（"Body-shaping"フィットネストレーニングの項参照）体操はとりわけ女性に好まれている。

正しい運動量であれば体操は高血圧患者に問題なく適している。競技体操あるいはスキー体操（その項参照）ではそれに対してしばしば負荷がかかりすぎ，血圧上昇を伴うので高血圧患者には勧められない。

44.体操（器械体操）

スピードと力の負荷がかかるので血圧は高くなる。このため一般的に高血圧患者には適さない。しかし軽症高血圧のⅠ期の患者で臓器に異常のない場合はケースバイケースで行なってよい場合がある。

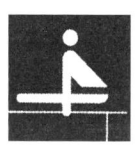

45.ダイビング

水中に潜るときには血圧はかなり上昇し不整脈を起こし得る。潜水反射が起こる（水泳の項参照）。ダイビングは非外傷性の死亡例が多いスポーツの一種である。高血圧の患者にとってはレベルに関係なく不適当である。

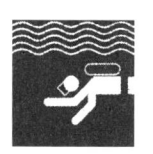

46.高さを伴うスポーツ：

高さは特に登山，アルペンスキー，飛行スポーツの際に重要な役割を果たす。高血圧患者がどの程度の高さまでスポーツを行なってよいかは，その患者の血管障害の度合いによる。後遺症や合併症のない高血圧の場合，高さはそれほど問題にならない。すでに血管異常を起こしたことのある患者では動脈血の酸素飽和度が低下するので虚血を起こしやすくなる。

高さが関係する危険度は一般的に誇張されがちであるが，正常の肺機能であればおよそ1,500mまでは血液中の酸素飽和度は正常であり，3,000mまでは十分である。つまり他の臓器に異常がある高血圧患者でもこのあたりの高さまでは行なってよいことになる。負荷心電図検査の結果によって，スポーツをする際に，どれくらいの高

高血圧患者のためのスポーツ辞典

度まで登ってよいかが決まる。つまり負荷心電図検査で目立った異常がない場合には、Ⅱ期とⅢ期の高血圧患者に2,000～2,500mまでの高さまでなら身体的負荷をかけてもよい。負荷心電図検査で異常が出た場合は、どのあたりで異常が出たのか、そのWatt数で判断すべきである。

高さは循環器の反応に影響する。同じ負荷をかけても高度の高いところでは平地よりも脈拍数が上がる。このことから、その患者についてどれくらい負荷の強度を落とせばよいかは脈拍数によって決められるべきである。これに対して高さが静止時と運動時の血圧に影響することはない。

47.高飛び込み
（跳躍種目の項参照）

48.卓球
（ボールを打ち返すスポーツの項参照）

卓球は競技的性格を持っていることから血圧が高くなる。走る距離が短いためトレーニング効果は少ない。スカッシュやバドミントンと異なり、テニスと同様にテクニックの習得に時間がかかる。そのため循環器への負荷は運動強度がより高くならないと起こらない。いわゆるピンポンはどのレベルの高血圧患者にも適したスポーツであるが、競技としての卓球はⅡ期中等症以上の場合あまり適当ではないが、軽症高血圧の若年層のプレーヤーは行なってもよい。

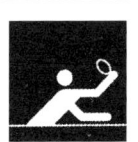

49.ダンス／競技ダンス
意欲をそそる適度な負荷の運動である。協調性や持久力のトレーニング（適度な指導のもとで）にもなり、Ⅲ期重症までの高血圧患者には勧めてよい。しかし競技としてのダンスは肉体的にも精神的にも負荷がかかりすぎ、臓器障害のある人は行なうべきではない。

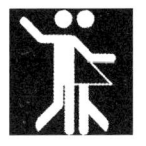

50.団体競技：
（ボールを打ち返すスポーツの項参照）

このようないわゆる"ゴールにボールを入れ込む"スポーツではチームにわかれて、さまざまなやり方で相手方のゴールにボールを入れるか得点を目指してボールを投げる／打つ（野球、バスケットボール、アイスホッケー、サッカー、ハンドボール、ホッケー、ラグビー、ドッヂボール、水球）。

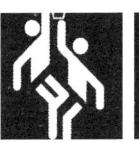

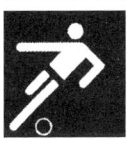

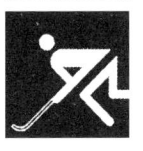

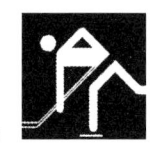

特徴；試合の流れにより、非常にモチベーションの高い競技である。

長所；規則正しく競技に参加すること

短所；血圧の上昇

トレーニング効果；心臓循環器系へのトレーニング効果は走った距離に関係する。

団体競技でトレーニング効果の高い順番から並べると次のようになる。

サッカー、ホッケー、野球、ハンドボール、アイスホッケー。つまりサッカーが一番トレーニング効果がありアイスホッケー（ただし小さな競技場で、短い試合時間、さらに何度もメンバーチェンジを行なった場合）が一番少ないということになる。

負傷の危険性；球を取り合うことや敵と接触することから負傷の危険性は高い。とりわけアイスホッケーとハンドボールは危険である。

以上のことから団体競技は高血圧患者にとって長所もあるが短所もあることになる。Ⅰ期軽症の若年性高血圧患者にとってはモチベーションが高いので行なってよいが、Ⅱ期中等症とりわけⅢ期重症の高血圧患者にとっては負荷がかかりすぎて危険であるため適さない。その場合ルールを一部変えて行なうのであれば認められる。

51.団体競技でボールを打ち返すスポーツ：
（ボールを打ち返すスポーツの項参照）

52.長距離走：
（持久性スポーツ、ジョギングの項参照）

53.跳躍種目：
走り幅跳び、走り高跳び、三段跳び、棒高跳び、高跳び込み、体操のジャンプは爆発的に筋肉を使い（瞬発力）、精神的負荷が非常にかかることにより血圧がかなり上がるので、高血圧患者には一般的に適していない。特に問題なのは網膜剥離を起こす危険性があることである。Ⅰ期の軽症の高血圧であれば行なってもよい。

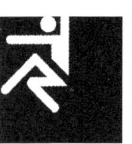

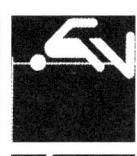

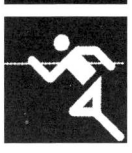

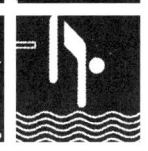

54. テコンドー
（格闘技の項参照）

55. テニス
（ボールを打ち返すスポーツの項参照）

競技形式の性格上，血圧が急上昇するが，一方では負荷がかかるのは非常に短時間となるスポーツである。実際運動している時間は運動強度にもよるが全体時間の15～30%程度（初心者や運動強度が非常に高い場合はもう少し短く，中高年のプレーヤーはもう少し長め）であり，トレーニング効果は制限される。

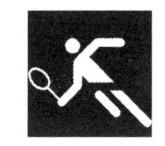

かなりの人にやってみようかと思わせるスポーツである。テニスを勧める際には次のように制限を付けるべきである。軽症高血圧の場合は制限はない。Ⅱ期中等症とⅢ期重症では血管異常や代償性の臓器障害（例えば心筋梗塞を起こした後，負荷をかけても異常の出ない状態）があっても，例えばダブルスのようにすれば試合形式でない限り行なってよい。

運動を強く制限されている場合，不整脈の出やすいタイプや網膜剥離のおそれのある人には勧められない。高血圧のあるテニスプレーヤーはテニスの練習の他にジョギングやダイナミックな負荷で持久力を養った方がよい。テニスではポイントを数えるよりラリーを長くした方がよい。

56. 投てき種目
砲丸投げ，円盤投げ，やり投げ，ハンマー投げが含まれる。

力みやヴァルサルヴァ効果を伴う。基本的には適さないが，Ⅰ期軽症の高血圧患者は行なってもよい。

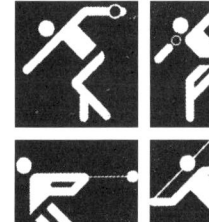

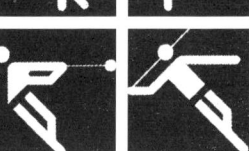

57. 登山：
アルペン競技の登山では，多くの力を使うので血圧がかなり上がる。高血圧患者，特に症状が進んだステージの患者にはほとんど適さない。加えて高地で起こる冠状動脈硬化症の危険性（その欄を参照），さらには事故が起こる率も高い。

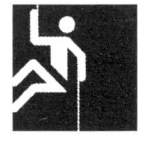

58. ドッヂボール：
（ボールを打ち返すスポーツの項参照）

59. トライアスロン
水泳，長距離とサイクリングの組みあわせでできたスポーツである。4kmの水泳と180kmの自転車とマラソンという，厳しい本来の運動形式はすでに体に異常の認められる場合は禁忌となる。しかし現在流行している短コースでは負荷の種類もさまざまで，一つだけの持久性スポーツを行なうより有効である（持久走，サイクリング，水泳の各項参照）。

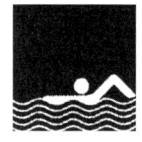

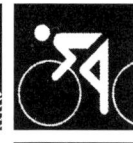

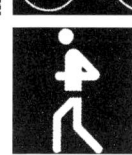

しかし実際にはあまり運動をしていない人が非常に負荷のかかるトライアスロンに出たりすることがある。特に高血圧患者は競技にでる前に十分に練習すべきである。競技形式のトライアスロンはⅡ期中等症以上の患者は行なってはならない。

60. トレッキング：
平地のハイキングよりも心臓と循環器への負荷が強くなる（その項を参照）。中程度の高さであれば高血圧患者にも勧められる（高さの項を参照）。肥満の高血圧患者は特に膝関節にかなりの負担がかかることを考慮しなければならない。アドバイスとして，もし可能であれば"不規則性循環行動"つまり，山へ登るときは歩いて行き，下りはロープウェイを使うという方法がある。

61. ノルディックスキー：
（スキーの長距離，ジャンプの項参照）

62. ハイキング
血圧の上昇はほとんどない。トレーニング効果は負荷強度とそのトレーニング距離による。強度を適度にあわせればどのレベルの高血圧患者にも勧められる。

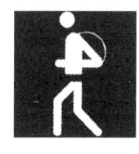

63. 走り高跳び：
（跳躍種目の項参照）

64. バスケットボール：
（団体競技の項参照）

65. バドミントン：
（ボールを打ち返すスポーツ，羽根突きの項参照）

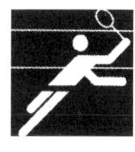

バドミントンは羽根突きをスポーツに

高血圧患者のためのスポーツ辞典

バリエーションしたものである。羽根突きがみんなで一緒にするのに対して，バドミントンはお互いに向き合って行なうスポーツである。球をゆっくり飛ばしてテニスよりも本質的により長い時間，効果的に運動できる。試合形式で行なう場合はかなりの負荷がかかるのでⅠ期の高血圧患者には許可されるが，さらに上のステージの患者には勧められない。

　他のボールを打ち返すスポーツと比較してバドミントンの長所は，基本のテクニックがテニスあるいは卓球に比べてはるかに早く習得できるところである。また負傷する危険性はスカッシュよりもはるかに少ない。

66.羽根突き：
　バドミントンを一般向けにバリエーションしたスポーツ。ストレスを軽減するレクリエーションスポーツとして高血圧患者は制限無く行なってよい。循環器への負荷は少ないため，運動効果はわずかである。

67.幅跳び
　（跳躍の項参照）

68.パラグライダー：
　（飛行スポーツの項参照）

69.バレエ：
　（ダンス／競技ダンスの項参照）

70.バレーボール
　（ボールを打ち返すスポーツの項参照）

71.ハンドボール：
　（団体競技の項参照）

72.ハンマー投げ：
　（筋力系スポーツ，投てき種目の項参照）

73.飛行スポーツ：
　（グライダー，エンジン付き飛行機による飛行）

　ほとんど運動にはならないので，トレーニング効果はない。精神的緊張から脈拍数と血圧がかなり上がることがある。それに加えて，高度のかなり高いところでは酸欠の危険性もある（高さの項参照）。

　Ⅰ期の高血圧患者には一般的に問題はないが，Ⅱ期およびⅢ期の患者には勧められない。

74.ビリヤード：
　運動にはなるものの肉体的負荷はないので，ストレス解消として行なうには高血圧患者に向いている。

75.フィッシング：
　リラックスでき，ストレスの軽減となるので高血圧患者には一般的に問題なく適している。

76.フィットネストレーニング：
　フィットネスは基本的に全身の運動能力を使う。そのことからフィットネストレーニングはあらゆるタイプの運動を含み，力を極端に使う体操だけから成り立っているのではない。理想的なフィットネストレーニングにより持久力がつく。スポーツジムで行なうトレーニングの長所は，時間やグループに縛られることなく自由にできることである。フィットネストレーニングは体操のフォームを多く取り入れているので，とくに女性に好まれている。

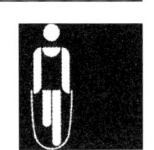

　高血圧の患者にとっては，フィットネストレーニングは基本的に行なってよいスポーツとされている。しかし血圧が上がるため，力を入れる練習の場合は最大強度まで力を出し切ってはいけない。理想的な力の入れ方はその人の最大強度の30〜60％である。決められた練習を15〜20回繰り返し行なうのがよい。このような条件下で行なうのであれば，フィットネストレーニングはⅠ期軽症の高血圧患者またⅡ期中等症の患者にも適している。Ⅲ期重症の患者の場合はケースバイケースである。例えば高血圧が冠状動脈硬化症を引き起こし，そのため心筋梗塞を起こした患者の場合は，スポーツインストラクターによる細心の注意をはらったプログラムと医師によるコントロールが必要である。

77.フェンシング：
　（格闘技の項参照）

78.砲丸投げ：
　（筋力系スポーツ，投てき種目の項参照）

79.ボウリング：
　負荷をかける時間が比較的短いため実質的なトレーニング効果はない。

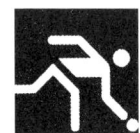

　試合形式の場合，短期間に非常に大きな負荷がかかる。ボールを投げる際に力むことと，中高年のスポーツマンがボウリングをよく行

なうことから，ボウリングの最中に数々の心血管の事故が報告されている。"ボウリングパーティー"ではさらにアルコールとニコチンという好ましくない要素も加わる。このことから高血圧患者にはあまり適していない。Ⅰ期軽症の患者には許可してもよいが，さらに症状の進んだ患者は試合形式のボウリングは行なってはならない。一般に行なうボウリングの場合，注意をして力まないようにすべきである（ボールを投げる時は口を開けて息をすること）。

80. ボート：

動的負荷（持久性スポーツの項参照）により，かなりの部分の筋肉を使うのでトレーニング効果は高い。一方で大きな力を使うので血圧が高くなる（ボートを漕ぐ場合血圧が300mmHgまで上がることがある）。このことからボート漕ぎを高血圧患者が試合形式の競技として行なうのは不適切である。

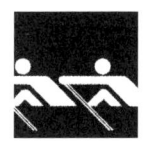

一般に行なわれているように，ボートで辺りをゆっくりと漕ぐというのであれば力をあまり使わないので高血圧患者に特に勧められる。

81. ボールを打ち返すスポーツ：

シングルの競技（バドミントン，スカッシュ，テニス，卓球の項参照）：

競技形式で行なうため，精神的負荷がかなりかかり，また肉体的にも最大強度まで負荷がかかるため血圧がかなり上がる。このことから高血圧患者には一般的に不向きとされている。Ⅰ期軽症の患者はケースバイケースで行なってもよいが，Ⅱ期中等症あるいはⅢ期重症の患者は特別の条件下でのみ行なうことができる。

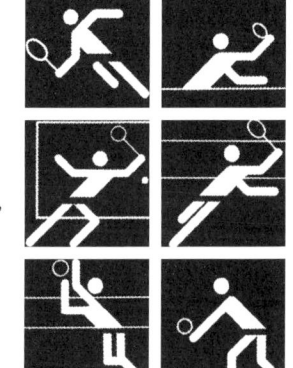

団体で行なう競技：

ファウストボール（こぶしを用いるドイツ式バウンドバレーボール），サッカーテニス（バレーボールのような団体競技で，足でボールをネットの上へあげる）インディアカ（羽根突きに似た競技で球は手で打つ），ドッヂボール，バレーボール。

ゴールにボールを入れる競技と違い（団体競技の項参照）比較的走る距離が短いので負荷がかかりすぎる危険性は少ない。隣でプレーするのが敵方ではなく味方なので負傷する危険性も少ない。このような理由からトレーニング効果は低いものの，やる気がでるため高血圧患者に勧めてよい。しかしながらⅢ期重症の患者は特別の条件下でのみ行なうことができる。リハビリ中の患者ではケガを防ぐため，例えばアタックやネットでのブロックなしのバレーボールが行なわれている。

82. ボールを使うスポーツ：

（団体競技，ボールを打ち返すスポーツの項参照）

83. 棒高跳び：

（跳躍種目の項参照）

84. ボクシング：

他の格闘技種目と同様に精神的負荷に加え，瞬時に強い負荷がかかるため血圧が上がる。そのためこのスポーツは高血圧患者には適さない。ボクシングは相手が負傷することが事故ではなく目的となっている唯一のスポーツである。特に考慮すべきは相手の頭へのパンチである。ボクシングの場合ルールが多岐にわたっているため，事故の起こる確率は少ないものの脳への負傷もあり得る。高血圧患者の場合，後になって脳動脈硬化症の危険が出現し得るのでこのスポーツはまったく適していない。

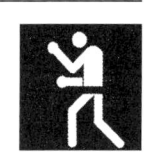

スポーツ医学の見地からも，ボクシングは根本的に認められない。しかしボクシング特有のトレーニングだけで試合をしない場合は，若年性高血圧患者で血管障害のない患者は行なってもよい。

85. ホッケー：

（団体競技の項参照）

86. ボディビル：

重量挙げのトレーニングと異なり限界まで力を使うことはないが，そのかわりに，何度も繰り返し運動しなければならない。高血圧患者にはほとんど適さない。特に注意すべきは流行の筋肉増強剤の内服である。この物質は血中脂質に，とりわけHDL-コレステロール値を下げるという悪影響を及ぼす。それにより高血圧患者のリスクをさらに引き上げることとなる（筋力系スポーツの項参照）。

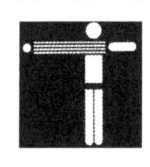

高血圧患者のためのスポーツ辞典

87. ボブスレー：

そりを勢いをつけて引く際に，血圧がかなり上がり，さらに精神的負荷もあるため高血圧患者にはたいてい不向きである。

88. マラソン：

（競走・競歩の項参照）

89. モータースポーツ：

（カーレース，モーターバイクレースなど）

ここでは負荷がかかるのはドライバーではなくスポーツカー（またはバイク）である。精神的ストレスと力が要求されるので脈拍数と血圧があがる。さらに事故の起こる危険性も高い。スポーツ医学の見地から特に高血圧患者にはこのスポーツは勧められない。しかしながらケースバイケースでモータースポーツが許可できる場合もある。

90. モーター付き飛行機を使った種目：

（飛行スポーツの項参照）

91. やり投げ：

（投てき種目の項参照）

92. ヨガ

本質的にはスポーツの種目ではなくリラクゼーションテクニックである。特に高血圧患者には有効である。

93. ヨット：

やり方にもよるが，高血圧患者には適していない。ただⅠ期軽症の患者は行なってもよい。スポーツとして行なう小型ヨットでのレガッタはヨットをあやつるのに大きな力が必要で，風が強く吹いている場合は精神的負荷も非常に強くなるので，血圧をかなり上げる。キャビンつきのボートで帆走するのであれば，Ⅱ期中等症およびⅢ期重症の高血圧患者にも勧められる。

94. ラグビー：

（団体競技の項参照）

95. 陸上競技：

Ⅱ期中等症およびⅢ期重症の高血圧患者が競技形式でスポーツを行なうのは問題がある。Ⅰ期軽症の患者は競技形式のスポーツを行なってもよい。それには陸上競技も含まれる（競走・競歩，跳躍種目，投てき種目の項参照）。

96. レスリング：

（格闘技の項参照）

精神的負荷が大きくかなり力を入れて力むので高血圧患者には適していない。

表1 高血圧患者における各スポーツのスポーツ医学的評価一覧

トレーニング効果(心臓血管系)：＋ 少，＋＋ 中，＋＋＋ 多，〜 実施方法に依存して
危険度(外傷発生の不安や心臓血管系の発作)：－ 少，－－ 中，－－－ 多，〜 実施方法に依存して
高血圧患者に対する適合性：0 不適，＋適合性は少，＋＋適合性あり，＋＋＋適合性特に有り，〜 実施方法に依存して

スポーツ種目	トレーニング効果	危険度	高血圧分類(WHO)への適合性 I	II	III	注意事項
アイススケート						
－スピードスケート	++(+)	－(－)	++	++	〜	周回走も可
－スケート短距離	＋	－－	＋	0	0	
－フィギュアスケート	＋	－－	＋	0	0	
アイスホッケー	＋(＋)	－－－	＋	0	0	
インディアカ	＋	－	++	++	〜	
ウォーキング	++	(－)	+++	+++	〜	ハイキング参照
エアロビクス	〜	－(－)	＋(＋)	〜	〜	
カヌー	++	－	＋	0	0	カヤック参照
カヤック	＋	－	++	++	＋	カヌー参照
空手	＋	〜	＋	0	0	
器械体操	＋	－－(－)	＋	0	0	
ゴルフ	＋	－	++	++	〜	
サイクリング	++	－	+++	+++	〜	
サッカー	++	－－	++	〜	0	
サーフィン	(＋)	－－	＋	0	0	
自転車競技	+++	－－	++	＋(＋)	0	
射撃	(＋)	(－)	++	++	＋	競技ではβブロッカーはドーピングになる
柔道	＋	－－	＋	0	0	
重量挙	(＋)	－－	(＋)	0	0	
乗馬	＋	－－(－)	＋(＋)	＋	〜	
ジョギング	+++	－(－)	+++	+++	〜	長距離走参照
水泳	+++	－	++	++	〜	
水球	++	－(－)	＋	0	0	
スカイダイビング	(＋)	－－(－)	＋	0	0	
スカッシュ	++	－－－	＋(＋)	0	0	
スキー						
－アルペンスキー	＋	－－－	＋(＋)	〜	〜	
－スキー長距離	+++	－(－)	+++	+++	〜	
－スキージャンプ	＋	－－－	＋	0	0	
スキー体操	++	－－	＋	0	0	体操参照
スプリント	＋	－－	＋	0	0	
そり	＋	－－(－)	＋	0	0	
体操	〜	－	++	〜	〜	スキー体操参照
ダイビング	(＋)	－－－	0	0	0	

高血圧患者のためのスポーツ辞典

表1 高血圧患者における各スポーツのスポーツ医学的評価一覧

トレーニング効果(心臓血管系): ＋ 少, ＋＋ 中, ＋＋＋ 多, 〜 実施方法に依存して
危険度(外傷発生の不安や心臓血管系の発作): － 少, －－ 中, －－－ 多, 〜 実施方法に依存して
高血圧患者に対する適合性: 0 不適, ＋適合性は少, ＋＋適合性あり, ＋＋＋適合性特に有り, 〜 実施方法に依存して

スポーツ種目	トレーニング効果	危険度	高血圧分類(WHO)への適合性 I	II	III	注意事項
卓球	＋	－	＋＋	〜	〜	ピンポンなら全的に適合
ダンス						
―社交ダンス	＋	－	＋＋＋	＋＋	〜	
―競技ダンス	＋＋	－	0	0	0	
長距離走	＋＋＋	－－	＋＋	＋＋	0	ジョギング参照
跳躍種目(走り幅跳び, 走り高跳び, 三段跳び, 棒高跳び)	＋	－－	＋	0	0	
テニス	＋(＋)	－－	＋(＋)	〜	〜	
投てき種目(砲丸投げ, 円盤投げ, やり投げ, ハンマー投げ)	(＋)	－－	＋	0	0	
登山	＋	－－－	＋	0	0	
ドッヂボール	＋	－	＋＋	＋＋	〜	
トライアスロン	＋＋＋	－－	＋＋(＋)	〜	0	
トレッキング	＋＋(＋)	－(－)	＋＋	＋＋	＋	ハイキング, ウォーキング参照
ハイキング	＋＋	－	＋＋＋	＋＋＋	〜	トレッキング, ウォーキング参照
バスケットボール	＋＋	－－	＋(＋)	〜	0	
バドミントン	＋＋	－(－)	＋(＋)	0	0	羽根突き参照
羽根突き	＋	－	＋＋	＋＋	〜	バドミントン参照
バレーボール	＋	－(－)	＋＋	＋(＋)	〜	
ハンドボール	＋＋	－－	＋＋	〜	0	
飛行スポーツ	(＋)	－－(－)	＋	0	0	
ファウストボール	＋	－(－)	＋＋	＋＋	〜	
フィットネストレーニング	〜	〜	＋＋	＋(＋)	〜	ボディビル参照
フェンシング	＋	－－	＋	0	0	
ボクシング	＋＋	－－－	0	0	0	基本的スポーツ医学考慮
ボディビル	＋	－	＋	0	0	
ボート	＋＋＋	－	＋＋	〜	0	ボート遠足も可
ボウリング	(＋)	〜	＋	〜	〜	
モータースポーツ	(＋)	－－－	＋	0	0	
ヨット	(＋)	－	＋	〜	〜	
ラグビー	＋(＋)	－－	＋	0	0	
陸上競技	個別種目を見よ					
レスリング	＋＋	－－	＋	0	0	

文献索引

A

Aigner A, Muß N, Krempler F, Fenninger H, Sandhofer F. Einfluß einer akuten Beta$_1$- und Beta$_{1/2}$-Rezeptoren-Blockade auf den Kohlenhydrat- und Fettstoffwechsel unter Belastungsbedingungen. Dtsch Med Wochenschr 1983; 108: 293–8.

Amecke F, Rost R. Prognostic significance of an overshooting exercise blood pressure as an indicator of subsequent manifestation of hypertension. In: Löllgen H, Mellerowicz H. Progress in ergometry: quality control and test criteria. 5. Int. Seminar on Ergometry. Berlin, Heidelberg, New York: Springer, 1984: 212–6.

Andersson KE. Effects of calcium and calcium antagonists on the excitation-contraction coupling in striated and smooth muscle. Acta Pharmacol Toxicol 1982; 43 (Suppl 1): 5–14.

Anlauf M, Bock K. Blutdruck unter körperlicher Belastung. Darmstadt: Steinkopff, 1984.

The Australian Therapeutic Trial in Mild Hypertension Report by Management Committee. Lancet 1980; 1: 1261–9.

B

Bachmann K, Zerzawy R, Riess P, Zölch K. Blutdrucktelemetrie. Dtsch Med Wochenschr 1970; 95: 741–7.

Bar-Or O. Die Praxis der Sportmedizin in der Kinderheilkunde. Berlin, Heidelberg, New York: Springer, 1986.

Belko AZ. Vitamins and exercise – an update. Med Sci Sports Exerc 1987; 19: 191–6.

Berg A, Keul J. Beeinflussung der Serumlipoproteine durch körperliche Aktivität. Dtsch Ärztebl 1984; 81: 1161–7.

Berg A, Keul J. Influence of maximum aerobic capacity and relative body weight on the lipoprotein profile in athletes. Atherosclerosis 1985; 55: 225–31.

Berg A, Huber G, Keul J. Metabolische Veränderungen des Skelettmuskels. In: Heiss HW, ed. Bewegungstherapie bei Herz- und Gefäßkrankheiten. Baden-Baden: Witzstrock, 1979: 10–9.

Biersteker MWA, Biersteker PA. Vital capacity in trained and untrained healthy young adults in the Netherlands. Eur J Appl Physiol 1985; 54: 46–53.

Björntorp P. Hypertension and exercise. Hypertension 1982; 4 (3): 56–9.

Björntorp P, de Jounge K, Sjöström L, Sullivan L. The effect of physical training on insulin production in obesity. Metabolism 1970; 19: 631–7.

Brehm BA. Elevation of metabolic rate following exercise. Implications for weight loss. Sports Med 1988; 6: 72–8.

Bruce R. Exercise testing for patients with coronary heart disease. Am Clin Res 1971; 3: 323.

Bruce R, DeRouen T, Peterson D, et al. Noninvasive predictors of sudden cardiac death in men with coronary heart disease. Predictive value of maximal exercise testing. Am J Cardiol 1977; 39: 833–40.

Brugger P, Klein G. Die Belastungshypertonie bei koronarer Herzkrankheit und ihre Bedeutung für Prävention und Rehabilitation. Wien Med Wochenschr 1982; 22: 551–7.

C

Cassel J, Heyden A, Bartel A, et al. Occupation and physical activity and coronary heart disease. Arch Intern Med 1971; 128: 920–8.

Cauvin C, Lontzenhiser R, van Breemen C. Mechanism of calcium antagonist-induced vasodilatation. Annu Rev Pharmacol Toxicol 1983; 23: 373–96.

Chad K, Quigley B. The effects of substrate utilization, manipulated by caffeine on post-exercise oxygen consumption in untrained female subjects. Eur J Appl Physiol 1989; 59: 48–54.

Clarkson PM, Kroll W, McBride TC. Maximal isometric strength and fiber type composition in power and endurance athletes. Eur J Appl Physiol 1980; 44: 35–42.

Clausen JP, Klausen K, Rasmussen B, Trap-Jensen J. Central and peripheral circulatory changes after training of the arms or legs. Am J Physiol 1973; 225: 675–82.

Costill DL, Daniels J, Evans W, Fink W, Krahenbuhl G, Saltin B. Skeletal muscle enzymes and fiber composition in male and female track athletes. J Appl Physiol 1976; 40: 149–54.

D

Davis JR, Tagliaferro AR, Kertzer R, Gerardo T, Nichols J, Wheeler J. Variations in dietary-induced thermogenesis and body fatness with aerobic capacity. Eur J Appl Physiol 1983; 50: 319–29.

Deutsche Liga zur Bekämpfung des hohen Blutdruckes. Empfehlungen zur Basisdiagnostik des Hochdrucks. Heidelberg, 1985.

Deutsche Liga zur Bekämpfung des hohen Blutdruckes. Empfehlungen zur Behandlung von Patienten mit milder Hypertonie. Heidelberg, 1987.

Deutsche Liga zur Bekämpfung des hohen Blutdruckes. Empfehlungen für die Ernährung bei hohem Blutdruck. Heidelberg, 1987.

Deutsche Liga zur Bekämpfung des hohen Blutdruckes. Empfehlungen für die Behandlung des Hochdrucks im Alter. Heidelberg, 1987.

Deutsche Liga zur Bekämpfung des hohen Blutdruckes. Normwerte des Blutdrucks und Einteilung der arteriellen Hypertonie. Heidelberg, 1989.

Deutsche Liga zur Bekämpfung des hohen Blutdruckes und Arbeitsgruppe Sportmedizin der Deutschen Gesellschaft für Herz- und Kreislaufforschung. Empfehlungen: Hypertonie und Sport. Z Kardiol 1989; 78: 747–50.

Deutsche Liga zur Bekämpfung des hohen Blutdruckes. Empfehlungen zur Hochdruckbehandlung in der Praxis und zur Behandlung hypertensiver Notfälle. Heidelberg, 1990.

Dickhuth HH, Jakob E, Wink K, Bonzel T, Keul J, Just H. Läßt sich aus der maximalen physiologischen Herzhypertrophie ein absolutes kritisches Herzgewicht ableiten? In: Franz W, Mellerowicz H, Noack W, eds. Training und Sport zur Prävention und Rehabilitation in der technisierten Umwelt. Berlin, Heidelberg, New York: Springer, 1985: 722–7.

Dickhuth HH, Jakob E, Staiger J, Keul J. Echokardiographische Befunde beim Sportherz. In: Rost R, Webering F, eds. Kardiologie im Sport. Köln: Deutscher Ärzte-Verlag, 1987: 132–45.

Dodeck A. Hypertension in the runner. Canad J Appl Sp Sci 1984; 9 (4): 169–75.

Dolmans A. Plotse dood biy sport. (Proefschrift Ph D, Thesis). Rotterdam, 1983.

Dufaux B, Assmann G, Hollmann W. Plasma lipoproteins and physical activity: a review. Int J Sports Med 1982; 3: 123–8.

文献索引

Duffey DJ, Horwitz DL, Brammel HL. Nifedipine and the conditioning response. Am J Cardiol 1984; 53: 908–11.

E

Ekblom B, Goldberg AN, Kilbom A, Astrand PO. Effect of atropine and propranolol on the oxygen transport system during exercise in man. Scand J Clin Lab Invest 1972; 30: 35–43.

Ekelund LG, Ekelund S, Rössner S. Antihypertensive effects at rest and during exercise of a calcium blocker, nifedipine, alone and in combination with metoprolol. Acta Med Scand 1982; 212: 71–5.

Erickson MA, Schwarzkopf RJ, McKenzie RD. Effects of caffeine, fructose and glucose ingestion on muscle glycogen utilization during exercise. Med Sci Sports Exerc 1987; 19: 579–83.

F

Fagard R. Sport und Hochdruck. In: Rost R, Webering F, eds. Kardiologie im Sport. Köln: Deutscher Ärzte-Verlag, 1987: 42–52.

Fagard R, Lijnen P, Amery A. Hemodynamic response to captopril at rest and during exercise in hypertensive patients. Am J Cardiol 1982; 49: 1569–71.

Fagard R, Lijnen P, Vanhees L, Amery A. Hemodynamic response to converting enzyme inhibition at rest and exercise in humans. J Appl Physiol 1982; 53: 576–81.

Fellenius E. Muscle fatigue and beta-blockers – a review. Int J Sports Med 1983; 4: 1–8.

Fellenius E, Hedberg R, Karlsson N. The effect of beta-receptor blockade on adrenaline-induced changes in m. vastus lateralis and m. soleus of the rat in vivo. Acta Physiol Scand 1980; 110: 259–66.

Ferguson RK, Vlasses PH, Koffer H, Clementi RA, Koplin JR, Willcox CM. Effect of captopril and propranolol alone and in combination, on the responses to isometric and dynamic exercise in normotensive and hypertensive men. Pharmacotherapeutica 1983; 3: 125–30.

Fleckenstein A. Calcium antagonism in heart and smooth muscle – experimental facts, therapeutic prospects. New York: John Wiley, 1983.

Fleischer H, Zerzawy M, Petengi M, Bachmann K. Telemetrische Untersuchungen der Herz- und Kreislaufbelastung beim Rudern. Sportarzt Sportmed 1976; 27: 97–100.

Franz IW. Belastungsblutdruck bei Hochdruckkranken. Berlin, Heidelberg, New York: Springer, 1981.

Franz IW. Ergometrie bei Hochdruckkranken. Berlin, Heidelberg, New York: Springer, 1982.

Franz IW. Isometrische und dynamische Belastungen als Kriterium für die Therapiebeurteilung. In: Holzgreve H, Rost R, eds. Aktuelles und Kontroverses aus der Hochdruckforschung. München: MMV Medizin, 1984: 107–28.

Franz IW, Lohmann FW. Der Einfluß einer chronischen sog. kardioselektiven und nichtkardioselektiven Beta-Rezeptoren-Blockade auf den Blutdruck, die Sauerstoffaufnahme und den Kohlenhydratstoffwechsel. Z Kardiol 1979; 68: 503–9.

Franz IW, Lohmann FW. Aspekte der Beeinflussung des Belastungshochdrucks. In: Lohmann FW, ed. Hochdruck und Sport. Berlin, Heidelberg, New York: Springer, 1986: 99–107.

Greminger P. Blutdruck und Ernährung. Dtsch Med Wochenschr 1989; 114: 1717–9.

Gross SR, Mayer SE. Regulation of phosphorylase B to A conversion in muscle. Life Sci 1974; 14: 401–14.

Franz IW, Wiewel D. Antihypertensive Wirkung von Nitrendipin, Nifedipin und Acebutolol und deren Kombination auf den Ruhe- und Belastungsblutdruck bei Hochdruckkranken. Z Kardiol 1985; 74: 111–6.

Franz IW, Lohmann FW, Koch G, Quabbe HJ. Aspects of hormonal regulation of lipolysis during exercise: effects of chronic beta-receptor blockade. Int J Sports Med 1983; 4: 14–20.

Friedmann B, Kindermann W. Energy metabolism and regulatory hormones in women and men during endurance exercise. Eur J Appl Physiol 1989; 59: 1–9.

G

Galbo H. Endocrinology and metabolism in exercise. Int J Sports Med 1981; 2: 103–11.

Galbo H, Holst JJ, Christensen NJ, Hilsted J. Glucagon and plasma catecholamines during beta-receptor blockade in exercising man. J Appl Physiol 1976; 40: 855–63.

Goldberg L, Elliot DL. The effect of exercise on lipid metabolism in men and women. Sports Med 1987; 4: 307–21.

Gorski J, Pietrzyk K. The effect of beta-adrenergic blockade on intramuscular glycogen mobilization during exercise in the rat. Eur J Appl Physiol 1982; 48: 201–5.

Gotzen R. Die medikamentöse Beeinflussung des Belastungshochdrucks. In: Lohmann FW, ed. Hochdruck und Sport. Berlin, Heidelberg, New York: Springer, 1986: 99–107.

H

Hagberg J, Goldring D, Ehsani A. Effect of exercise training on the adolescents hypertensives. Am J Cardiol 1983; 52: 763–8.

Hagberg JM, Yerg JE, Seals DR. Pulmonary function in young and older athletes and untrained men. J Appl Physiol 1988; 65: 101–5.

Hanson J, Nedde W. Preliminary observations on physical training for hypertensive males. Circ Res 1970; 27 (Suppl I): 49–53.

Hauner H. Hyperinsulinämie – ein kardiovaskulärer Risikofaktor? MMW 1987; 129: 768–70.

Heck H, Rost R, Hollmann W. Normwerte des arteriellen Blutdruckverhaltens während fahrradergometrischer Belastung. In: Anlauf M, Bock K. Blutdruck unter körperlicher Belastung. Darmstadt: Steinkopff, 1984: 49–61.

Heiss HW, Barmeyer J, Wink K, Huber G, Beither B, Keul J. Durchblutung und Substratumsatz des gesunden menschlichen Herzens in Abhängigkeit vom Trainingszustand. Verh Dtsch Ges Kreislaufforsch 1975; 41: 247–52.

Helgeland A. Treatment of mild hypertension. A five year controlled drug trial. The Oslo Study. Am J Med 1980; 69: 725–32.

Henriksson J, Svedenhag J, Richter EA, Galbo H. Significance of the sympatho-adrenal system for the exercise-induced enzymatic adaptation of skeletal muscle. Acta Physiol Scand 1979; 105: 38A.

Hermansen L, Hultman E, Saltin B. Muscle glycogen during prolonged severe exercise. Acta Physiol Scand 1967; 71: 129–39.

Heyden S. Präventive Kardiologie. Boehringer Mannheim, 1981.

Heyden S, Fodor GJ. Does regular exercise prolong life expectancy? Sports Med 1988; 6: 63–71.

Hickey N, Mulcahy R, Bourke G, Graham I, Wilson-Davis K. Study of coronary risk factors related to physical activity in 15171 men. Br Med J 1975; 214: 507–9.

Hollmann W. Risikofaktoren in der Entwicklung des Hochleistungssports. Dtsch Z Sportmed 1987; 38: 36–9.

Hollmann W, Hettinger T. Sportmedizin – Arbeits- und Trainingsgrundlagen. Stuttgart: Schattauer, 1976.

Howald H. Training-induced morphological and functional changes in sceletal muscle. Int J Sports Med 1982; 3: 1–12.

Hunter GR, McCarthy JP. Pressor response associated with high-intensity anaerobic training. Phys Sportsmed 1983; 11: 151–62.

Hurley BF, Kokkinos PF. Effects of weight training on risk factors for coronary artery disease. Sports Med 1987; 4: 231–8.

Husted SE, Nielsen H, Christensen CK, Lederballe Pedersen O. Long-term therapy of arterial hypertension with nifedipine given alone or in combination with a beta-adrenoceptor blocking agent. Eur J Clin Pharmacol 1982; 22: 101–3.

Hypertension detection and follow-up cooperative group. The effect of treatment in mild hypertension. Results of hypertension detection and follow-up programm. N Engl J Med 1982; 307: 976–80.

I

Irving J, Bruce R. Exertional hypotension and postexertional ventricular fibrillation in stress testing. Am J Cardiol 1977; 39: 849–51.

Irving J, Bruce R, DeRouen T. Variations and significance of systolic blood pressure during maximal exercise treadmill testing. Relation to severity of coronary artery disease and cardiac mortality. Am J Cardiol 1977; 39: 841–8.

J

Johnson JD, Fugman DA. Calcium and calmodulin antagonists binding to calmodulin and relaxation of coronary segments. J Pharmacol Exp Ther 1983; 226: 330–4.

Juhlin-Dannfelt A, Frisk-Holmberg M, Karlson J, Tesch P. Central and peripheral circulation in relation to muscle-fibre composition in normo- and hypertensive man. Clin Sci 1979; 56: 335–40.

K

Kaiser P. Physical performance and muscle metabolism during β-adrenergic blockade in man. Acta Physiol Scand 1984; 122 (Suppl): 536.

Kaiser P, Rössner S, Karlsson J. Effect of beta-adrenergic blockade on endurance and short-time performance in respect to individual muscle fibre composition. Int J Sports Med 1981; 2: 37–42.

Kaiser P, Hylander B, Eliasson K, Kaijser L. Effect of beta$_1$-selective and nonselective beta blockade on blood pressure relative to physical performance in men with systemic hypertension. Am J Cardiol 1985; 55: 79D–84D.

Kannel W, Gordon T, Serlie P, McNamara P. Physical activity and coronary vulnerability. The Framingham Study. Cardiovascular Digest, June 1971: 28–40.

Kannel W, Belanger A, D'Agostino R, Israel I. Physical activity and physical demand on the job and risk of cardiovascular disease and death: the Framingham Study. Am Heart J 1986; 112: 820–5.

Karvonen M, Rautaharju P, Orma E, Punsar S, Takkunen J. Cardiovascular studies in lumberjacks. J Soc Occup Med 1961; 3: 49–53.

Kenney WL, Zambraski E. Physical activity in human hypertension. A mechanism approach. Sports Med 1984; 1: 459–73.

Keul J, Dickhuth HH, Lehmann M, Staiger J. The athlete's heart – hemodynamics and structure. Int J Sports Med 1982; 3: 33–43.

Keul J, Lehmann M, Dickhuth HH. Hypertonie, Herz und körperliche Aktivität (Sport). Z Kardiol 1989; 78 (Suppl 7): 199–209.

Kindermann W. Gesundheitssport: Kritisches aus internistischer Sicht. Monatsk ärztl Fortb 1980; 30: 666–75.

Kindermann W. Trainingsauswirkungen auf das Herz-Kreislauf-System und den Stoffwechsel. In: Forgo I, ed. Sportmedizin für Alle. Schorndorf: Hofmann, 1983: 14–27.

Kindermann W. Sport als Therapie für den Hochdruckpatienten. In: Holzgreve H, Rost R, eds. Aktuelles und Kontroverses aus der Hochdruckforschung. München: MMV Medizin, 1984: 175–85.

Kindermann W. Die Beeinflussung der körperlichen Leistungsfähigkeit durch Antihypertensiva. In: Lohmann FW, ed. Hochdruck und Sport. Berlin, Heidelberg, New York: Springer, 1986: 121–41.

Kindermann W. Calcium antagonists and exercise performance. Sports Med 1987; 4: 177–93.

Kindermann W. Laktatdiagnostik II. In: Reindell H, Bubenheimer P, Dickhuth HH, Görnandt L, eds. Funktionsdiagnostik des gesunden und kranken Herzens. Stuttgart, New York: Thieme, 1988: 221–8.

Kindermann W, Keul J. Anaerobe Energiebereitstellung im Hochleistungssport. Schorndorf: Hofmann, 1977.

Kindermann W, Keul J. Lactate acidosis with different forms of sport activities. Canad J Appl Sp Sci 1977; 2: 177–82.

Kindermann W, Keul J. Körperliche Leistungsfähigkeit und Ernährung. In: Cremer HD, Hötzel D, Kühnau J, eds. Biochemie und Physiologie der Ernährung (Band I, Teil 2). Stuttgart, New York: Thieme, 1980: 509–34.

Kindermann W, Urhausen A. Das Sportherz und seine Abgrenzung gegenüber pathologischen Zuständen. Fortschr Med 1991; 109 (3): 41–6.

Kindermann W, Keul J, Reindell H. Grundlagen zur Bewertung leistungsphysiologischer Anpassungsvorgänge. Dtsch Med Wochenschr 1974; 99: 1372–9.

Kindermann W, Simon G, Keul J. The significance of the aerobic-anaerobic transition for the determination of work load intensities during endurance training. Eur J Appl Physiol 1979; 42: 25–34.

Kindermann W, Schramm M, Keul J. Aerobic performance diagnostics with different experimental settings. Int J Sports Med 1980; 1: 110–4.

Kindermann W, Schnabel A, Schmitt WM, et al. Catecholamines, growth hormone, cortisol, insulin and sex hormones in anaerobic and aerobic exercise. Eur J Appl Physiol 1982; 49: 389–99.

Kindermann W, Scheerer W, Salas-Fraire O, Biro G, Wölfing A. Verhalten der körperlichen Leistungsfähigkeit und des Metabolismus unter akuter Beta$_1$- und Beta$_{1/2}$-Blockade. Z Kardiol 1984; 73: 380–7.

Kindermann W, Schmitt W, Stengele E. Einfluß von Kalziumantagonisten auf die körperliche Leistungsfähigkeit und den Metabolismus. Dtsch Med Wochenschr 1985; 110: 1657–61.

Kindermann W, Lehrmann S, Schmitt W. Körperliche Leistungsfähigkeit und Metabolismus – Einfluß einer Kombination von Nifedipin und Mefrusid. MMW 1986; 128: 53–6.

Kindermann W, Schmitt W, Wölfing A. Körperliche Leistungsfähigkeit, Metabolismus und hormonelles Verhalten unter Diltiazem. Z Kardiol 1986; 75: 99–106.

Kindermann W, Widmann W, Rieder T, Kullmer T. Körperliche Leistungsfähigkeit unter antihypertensiver Therapie. Fortschr Med 1987; 105: 75–81.

Klaus D. Regression der Linksherzhypertrophie beim arteriellen Bluthochdruck: Grundlagen, experimentelle und klinische Befunde. Z Kardiol 1985; 74 (Suppl): 153–69.

Klaus D. Ernährung und Hochdruck. MMW 1986; 128: 824–8.

Kral J, Charastek J, Adamivora J. The hypertensive effect of physical activity in hypertensive subjects. In: Raab W, ed. Prevention of ischemic heart disease. Springfield: Thomas, 1966: 359–71.

Kullmer T, Kindermann W. Apolipoproteine und Lipoproteine bei unterschiedlicher körperlicher Aktivität und Leistungsfähigkeit. Klin Wochenschr 1985; 63: 1102–9.

Kullmer T, Kindermann W. Physical performance and serum potassium under chronic beta-blockade. Eur J Appl Physiol 1985; 54: 350–4.

文献索引

Kullmer T, Kindermann W, Singer M. Effects on physical performance of intrinsic sympathomimetic activity (ISA) during selective β₁-blockade. Eur J Appl Physiol 1987; 56: 292-8.

Kullmer T, Kullmer B, Kindermann W. Verhalten von Apolipoproteinen und Lipoproteinen bei chronischem Kaffeekonsum. Herz/Kreisl 1988; 20: 242-9.

L

Lagerstrøm D. Grundlagen der Sporttherapie bei koronarer Herzkrankheit. Köln: Echo, 1987.

Lawlor MR, Thomas DP, Michele JJ, Carey RA, Paolone AM, Bove AA. Effects of chronic β-adrenergic blockade on hemodynamic and metabolic responses to endurance training. Med Sci Sports Exerc 1985; 17: 393-400.

Lehmann M, Keul J. Häufigkeit der Hypertonie bei 810 männlichen Sportlern. Z Kardiol 1984; 73: 137-41.

Lehmann M, Dickhuth HH, Franke T, Huber G, Keul J. Simultane Bestimmung von zentraler Hämodynamik und Plasmakatecholaminen bei Trainierten, Untrainierten und Patienten mit Kontraktionsstörungen des Herzens in Ruhe und während Körperarbeit. Z Kardiol 1983; 72: 561-8.

Lehmann M, Dickhuth HH, Schmid P, Porzig H, Keul J. Plasmacatecholamines, betaadrenergic receptors and Isoproterenol sensitivity in endurance trained and non-endurance trained volunteers. Eur J Appl Physiol 1984; 52: 362-9.

Lehrl S, Blaha L, Spörl G. Psychisches Befinden von Sportschützen im Training unter Placebo und Oxprenolol (Trasicor). Dtsch Z Sportmed 1977; 28: 86-93.

Leon AS, Connett J, Jacobs DR, Rauramaa R. Leisure-time physical activity levels and risk of coronary heart disease and death. JAMA 1987; 258: 2388-95.

Liesen H, Rost R, Heck H, Fleischer H, Hollmann W. Der Hochdruckkranke als Leistungssportler. In: Holzgreve H, Rost R. Aktuelles und Kontroverses aus der Hochdruckforschung. München: MMV Medizin, 1984: 187-98.

Linzbach AJ. Herzhypertrophie und kritisches Herzgewicht. Klin Wochenschr 1948, 26: 459.

Lohmann FW. Die Beeinflussung des Stoffwechsels durch Beta-Rezeptoren-Blocker. Klin Wochenschr 1981; 59: 49-57.

Longhurst JC, Kelly AR, Gonyea WJ, Mitchell JH. Echocardiographic left ventricular masses in distance runners and weight lifters. J Appl Physiol 1980; 48: 154-62.

Lundborg P, Aström H, Bengtsson C, et al. Effect of beta-blockade on exercise performance and metabolism. Clin Sci 1981; 61: 229-305.

Lund-Johansen P, Omvik P. Long-term hemodynamic effects of enalapril at rest and during exercise in essential hypertension. Scand J Urol Nephrol 1984; 79 (Suppl): 87-91.

M

MacDougall JO, Tuxen D, Sale DG, Moroz JR, Sutton JR. Arterial blood pressure response to heavy resistance exercise. J Appl Physiol 1985; 58 (3): 785-90.

Mader A, Liesen A, Heck H et al. Zur Beurteilung der sportartspezifischen Ausdauerleistungsfähigkeit im Labor. Sportarzt Sportmed 1976; 27: 80-8, 109-12.

Maron B, Epstein S, Roberts W. Kardiale Risiken im Leistungssport. In: Rost R, Webering F, eds. Kardiologie im Sport. Köln: Deutscher Ärzte-Verlag, 1987: 149-67.

McDonald RB, Wickler S, Horwitz B, Stern JS. Meal-induced thermogenesis following exercise training in the rat. Med Sci Sports Exerc 1988; 20: 44-9.

McLeod AA, Kraus WE, Williams RS. Effects of beta₁-selective and non-selective beta-adrenoceptor blockade during exercise conditioning in healthy adults. Am J Cardiol 1984; 53: 1656-61.

McMahon M, Palmer R. Exercise and hypertension. Med Clin North Am 1985; 69: 57-70.

Medved R, Pavasit V, Stuka K. Das größte gesunde Sportherz bei Frauen. Sportarzt Sportmed 1975; 26: 174-6.

Millar JA, Struthers AD. Calcium antagonists and hormone release. Clin Sci 1984; 66: 249-55.

Mooy J, van Baak MA, Böhm R, et al. The effects of verapamil and propranolol on exercise tolerance in hypertensive patients. Clin Pharmacol Ther 1987; 41: 490-95.

Morganroth J, Maron BJ, Henry WL, Epstein SE. Comparative left ventricular dimensions in trained athletes. Ann Intern Med 1975; 82: 521-4.

Morris JN, Evergitt MG, Pollard R, Chave SPW, Semmence AM. Vigorous exercise in leisure-time: protection against coronary heart disease. Lancet 1980; 2: 1207-10.

Moser B, Hilmer W. Zur Beta-Sympathikolyse bei Sportschützen. Dtsch Z Sportmed 1977; 28: 352-7.

Multiple Risk Factor Intervention Trial Research Group. Risk factor change and mortality results. JAMA 1982; 248: 1465-77.

Munschek H. Ursachen des akuten Todes beim Sport in der Bundesrepublik Deutschland. Sportarzt Sportmed 1977; 28: 133-7.

N

Nöcker J. Die Ernährung des Sportlers. Schorndorf: Hofmann, 1983.

Nylander E. Training-induced bradycardia in rats on cardioselective and non-selective beta receptor blockade. Acta Physiol Scand 1985; 123: 147-9.

O

Obina R, Wilson R, Goebel M, Campbell D. Effect of conditioning program on patients taking propranolol for angina pectoris. Cardiology 1979; 64: 365.

Östman-Smith I. Prevention of exercise-induced cardiac hypertrophy in rats by chemical sympathectomy (guanethidine treatment). Neuroscience 1976; 1: 497-507.

P

Paffenbarger R, Hale W, Brand R, Hyde R. Work-energy level, personal characteristics and fatal heart attack: a birth cohort effect. Am J Epidemiol 1977; 105: 200-13.

Paffenbarger R, Wing A, Hyde R, Jung D. Physical activity and incidence of hypertension in college alumni. Am J Epidemiol 1983; 117: 245-57

Paffenbarger Jr RS, Hyde RT, Wing AL, Hsieh CC. Physical activity, all-cause mortality and longevity of college alumni. N Engl J Med 1986; 314: 605 -13.

Pekkanen J, Marti B, Nissinen A, Tuomilehto J, Punsar S, et al. Reduction of premature mortality by high physical activity: a 20-year follow up of middle-aged Finnish men. Lancet 1987; 1: 1473-7.

Peterson L, Renström P. Verletzungen im Sport. Köln: Deutscher Ärzte-Verlag, 1987.

Petri J, Arends BG, van Baak MA. The effect of verapamil on cardiovascular and metabolic responses to exercise. Eur J Appl Physiol 1986; 55: 499-502.

Pickering TG, Case DB, Sullivan PA, Laragh JH. Comparison of antihypertensive and hormonal effects of captopril and propranolol at rest and during exercise. Am J Cardiol 1982; 49: 1566-68.

Pool J. Sudden death and sports. In: Fagard R, Bekaert I, eds. Sports cardiology. Dordrecht: Nijhoff 1986; 223-7.

Pyorala K, Karvonen M, Taskinen P, Takkunen J, Kyronseppa H, Peltokallio P. Cardiovascular studies on former endurance athletes. Am J Cardiol 1967; 20: 191-205.

R

Raffestin R, Denjean A, Legrand A, et al. Effects of nifedipine on responses to exercise in normal subjects. J Appl Physiol 1985; 58: 702-9.

Ragosta M, Cabtree J, Sturner W, Thompson P. Death during recreational exercise in the State of Rhode Island. Med Sci Sports Exerc 1984; 16: 339-42.

Reindell H, Klepzig H, Steim H, Musshoff K, Roskamm H, Schildge E. Herz, Kreislaufkrankheiten und Sport. München: Barth, 1960.

Reindell H, Bubenheimer P, Dickhuth HH, Görnandt L. Das druck- und volumenüberlastete Herz. In: Reindell H, Bubenheimer P, Dickhuth HH, Görnandt L, eds. Funktionsdiagnostik des gesunden und kranken Herzens. Stuttgart, New York: Thieme, 1988: 114–47.

Rost, R. Kreislaufreaktionen und Adaptationen unter körperlicher Belastung. Bonn: Osang, 1979.

Rost R. Das Herz des Sportlers im Ultraschall. Schorndorf: Hofmann, 1980.

Rost R. Zur Frage der Bedeutung der Betablocker im Leistungssport. Dtsch Z Sportmed. 1983; 34: 25–7, 64–7.

Rost R. Herz und Sport. Erlangen: Perimed, 1984.

Rost R. Hämodynamik bei dynamischer und statischer Arbeit. In: Lohmann FW, ed. Hochdruck und Sport. Berlin, Heidelberg, New York: Springer, 1986: 25-33.

Rost R. Der plötzliche, nicht-traumatische Tod im Sport. Fortschr Med 1987; 106: 103–6, 131–4.

Rost R. Welche Sportarten sind für den Hochdruckpatienten geeignet? Blutdruck aktuell 1989; 2: 8–11.

Rost R. Trainingswirkungen der Gymnastik. In: Gutsche JK, Medau H, eds. Gymnastik. Ein Beitrag zur Bewegungskultur unserer Gesellschaft. Hofmann: Schorndorf, 1989: 214–21.

Rost R, Hollmann W. Belastungsuntersuchungen in der Praxis. Stuttgart, New York: Thieme, 1982.

Rost R, Hollmann W. Athlete's heart – a review of its historical assessment and new aspects. Int J Sports Med 1983; 4: 147–65.

Rost R, Reinke A, Bjarnason B. Vergleichende Ergometrie in liegender und sitzender Position. Dtsch Z Sportmed 1987; 38: 280–8.

Rowell LB. Circulation. Med Sci Sports 1969; 1: 15–22.

Rusko H, Kantola H, Luhtanen P, Pulli M, Videman T, Viitasalo JT. Effect of beta-blockade on performances requiring force, velocity, coordination and/or anaerobic metabolism. J Sports Med 1980; 20: 139–44.

S
Sable DL, Brammel HL, Sheehan MW, Nies AS, Gerber J, Horwitz LD. Attenuation of exercise conditioning by beta-adrenergic blockade. Circulation 1982; 65: 679–84.

Saltin B, Grimby G. Physiological analysis of middle-aged and old former athletes. Circulation 1968; 38: 1104–15.

Samek L, Roskamm H. Das Belastungs-EKG bei Frauen: schwer zu beurteilen, aber doch diagnostisch aussagekräftig. Med Klin 1983; 78: 43–9

Sanmarco M, Pontius S, Selvester R. Abnormal blood pressure response and marked ischemic ST depression as predictors of severe coronary artery disease. Circulation 1980; 61: 572–8.

Sannerstedt R, Wasir H, Henning R, Werko L. Systemic haemodynamics in mild arterial hypertension before and after physical training. Clin Sci Mol Med 1973; 45: 145–9.

Saris WHM, van Erp-Baart MA, Brouns F, Westerterp KR, ten Hoor F. Study on food intake and energy expenditure during extreme sustained exercise: The tour de France. Int J Sports Med 1989; 10 (Suppl 1): S26–S31.

Schettler J. Grenzwerthypertonie. Therapiewoche 1983; 33: 1881–3.

Schnabel, A. Möglichkeiten und Grenzen ergometrischer Belastungsverfahren. Monatsk ärztl Fortb 1980; 30: 768–77.

Schnabel A, Kindermann W: Lipoprotein cholesterol in different physical activities. Klin Wochenschr 1982; 60: 349–55.

Schnabel A, Kindermann W, Schmitt WM, Biro G, Stegmann H. Hormonal and metabolic consequences of prolonged running at the individual anaerobic threshold. Int J Sports Med 1982; 3: 163–8.

Schnabel A, Kindermann W, Salas-Fraire O, Cassens J, Steinkraus V. Effect of beta-adrenergic blockade on supramaximal exercise capacity. Int J Sports Med 1983; 4: 278–81.

Schwalb H, Behrens K. Die Wirkungen eines körperlichen Trainings auf die Herz- und Kreislauffunktion von Hypertonikern. Sportarzt Sportmed 1972; 23: 174–89.

Seals R, Hagberg J. The effect of exercise training on human hypertension, a review. Med Sci Sports Exerc 1984; 16/3: 207–15.

Sheps D, Ernst J, Briex F, Meyerburg R. Exercise-induced increase in diastolic pressure: indicator of severe coronary artery disease. Am J Cardiol 1979; 43: 708–12.

Sigvardsson K, Svanfeldt E, Kilbom A. Role of the adrenergic nervous system in development of training-induced bradycardia. Acta Physiol Scand 1978; 101: 481–8.

Siitonen L, Jänne J. Effect of beta-blockade during bowling competition. Ann Clin Res 1976; 8: 393–8.

Sinzinger H, Virgolini I. Effects of exercise on parameters of blood coagulation, platelet function and the prostaglandin system. Sports Med 1988; 6: 238–45.

Staiger J, Braun R, Jaedicke J, Wink K, Dickhuth HH. Nichtinvasive Bestimmung der diastolischen Ventrikelfunktion aus dem Echokardiogramm. Herz/Kreisl 1983; 15: 388–92.

Stegemann J. Leistungsphysiologie. Stuttgart, New York: Thieme, 1984.

Stegmann H, Kindermann W, Schnabel A. Lactate kinetics and individual anaerobic threshold. Int J Sports Med 1981; 2: 160–5.

Strauer BE. Therapie der myokardialen und koronaren Auswirkungen des arteriellen Bluthochdrucks. Z Kardiol 1989 (Suppl 7); 78: 231–8.

Stull JT, Mayer SE. Regulation of phosphorylase activation in skeletal muscle in vivo. J Biol Chem 1971; 246: 5716–23.

T
Taylor D. Ischemic heart disease, what is it? In: Jackson G. Cardiovascular Update. Update Publications, 1984: 39–46.

Tesch PA. Exercise performance and beta-blockade. Sports Med 1985; 2: 389–412.

Thompson P, Funk E, Carleton R, Sturner W. Incidence of death during jogging in Rhode Island from 1975 to 1980. J Am Wom Assoc 1982; 247: 2535–8.

Torranin C, Smith DP, Byrd RJ. The effect of acute termal dehydration and rapid rehydration on isometric and isotonic endurance. J Sports Med Phys Fitness 1979; 19: 1–9.

文献索引

U

Urhausen A, Kindermann W. Nichtinvasive Differentialdiagnostik vergrößerter Herzen bei Sporttreibenden. Dtsch Z Sportmed 1987; 38: 290-6.

Urhausen A, Kindermann W. One- and two dimensional echocardiography in bodybuilders and endurance-trained subjects. Int J Sports Med 1989; 10: 139-44.

Urhausen A, Hölpes R, Kindermann W. One- and two dimensional echocardiography in bodybuilders using anabolic steroids. Eur J Appl Physiol 1989; 58: 633-40.

V

van Baak MA. Beta-adrenoceptor blockade and exercise. Sports Med 1988; 4: 209-25.

van Beek EJ. Vitamins and endurance training. Food for running or faddish claims? Sports Med 1985; 2: 175-97.

van Erp-Baart AMJ, Saris WHM, Binkhorst RA, Vos JA, Elvers JWH. Nationwide survey on nutritional habits in elite athletes. Part 1. Energy, carbohydrate, protein, and fat intake. Int J Sports Med 1989; 10 (Suppl 1): S3-S10.

Vanhees L, Fagard R, Amery A. Effect of calcium channel blockade and beta-adrenoceptor blockade on short graded and single-level endurance exercises in normal men. Eur J Appl Physiol 1988; 58: 87-91.

Videman T, Sonck T, Jänne J. The effect of beta-blockade in ski jumpers. Med Sci Sports 1979; 11: 266-9.

Vuori I, Mäkäräinen M, Jääskeläinen A. Sudden death and physical activity. Cardiology 1978; 63: 287-304.

W

Walter R, Schmitt W, Kindermann W. Differentialdiagnose der Herzvergrößerung – Bedeutung der Sportanamnese zur Abgrenzung der physiologischen und der pathologischen Herzvergrößerung. In: Franz IW, Mellerowicz H, Noack W, eds. Training und Sport zur Prävention in der technisierten Umwelt. Berlin, Heidelberg, New York: Springer, 1985: 716-21.

Weltman A, Matter S, Stamford BA. Caloric restriction and/or mild exercise: effects on serum lipids and body composition. Am J Clin Nutr 1980; 33: 1002-9.

WHO Technical Report Series 628: Arterial hypertension, Geneva 1978.

Wilson N, Meyer B, Albury J. Early prediction of hypertension using exercise blood pressure (Abstract). Med Sci Sports Exerc 1979; 11: 110.

Wink K, Roskamm H, Schweikhart S, Reindell H. Der Einfluß körperlicher Belastung auf die Kontraktilität des hypertrophierten linken Ventrikels bei Hochleistungssportlern. Z Kardiol 1973; 62: 366-72.

Wood PD, Williams PT, Haskell WL. Physical activity and high-density lipoproteins. In: Miller NE, Miller GJ, eds. Clinical and metabolic aspects of high-density-lipoproteins. Amsterdam: Elsevier, 1984: 133-65.

Wolfe LA, Cunningham DA, Boughner DR. Physical conditioning effects on cardiac dimensions: a review of echocardiographic studies. Can J Appl Sport Sci 1986; 11: 66-79.

Working Group on Hypertension in the Elderly, National High Blood Pressure Education Program. Statement on hypertension in the elderly. JAMA 1986; 256: 70-4.

Y

Yamakado T, Oonishi N, Kondo S, et al. Effects of diltiazem on cardiovascular responses during exercise in systemic hypertension and comparison with propranolol. Am J Cardiol 1983; 52: 1023-7.

Z

Zerzawy R. Telemetrie von arteriellem Druck und Herzfrequenz unter alltäglichen und sportlichen Belastungen im Vergleich zur Fahrradergometrie. In: Franz IW, ed. Belastungsblutdruck bei Hochdruckkranken. Berlin, Heidelberg, New York: Springer, 1981: 161-70.

Zerzawy R. Hämodynamische Reaktionen unter verschiedenen Belastungsformen. In: Rost R, Webering F, eds. Kardiologie im Sport. Köln: Deutscher Ärzte-Verlag, 1987; 29-41.

Zuti WB, Golding LA. Comparing diet and exercise as weight reduction tools. Phys Sportsmed 1976; 4: 49-53.

2002年5月1日　第1版第1刷発行
2008年3月10日　　　　第2刷発行

高血圧とスポーツ
定価（本体2,800円＋税）　　　　　　　　　　　　　　　　　　　　　　検印省略

監　修	荒川規矩男・大堀　克己
監　訳	荒川規矩男・大堀　克己・進藤　宗洋・川初　清典
発行者	太田　博
発行所	株式会社　杏林書院

〒113-0034　東京都文京区湯島4-2-1
Tel　03-3811-4887（代）
Fax　03-3811-9148
http://www.kyorin-shoin.co.jp

ISBN 978-4-7644-0055-9　C3047　　　　　　　　　　　サンエー印刷／川島製本所
Printed in Japan

・本書の複製権・翻訳権・上映権・譲渡権・公衆送信権（送信可能化権を含む）は株式会社杏林書院が保有します．
・JCLS＜（株）日本著作出版権管理システム委託出版物＞
　本書の無断複写は著作権法上での例外を除き禁じられています．複写される場合は，その都度事前に（株）日本著作出版権管理システム（電話03-3817-5670，FAX 03-3815-8199）の許諾を得てください．